SLOW SLIM

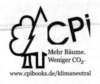

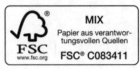

Dr. Iris Zachenhofer, Dr. Marion Reddy:
Slow Slim

Alle Rechte vorbehalten
© 2017 edition a, Wien
www.edition-a.at

Cover: JaeHee Lee
Gestaltung: Lucas Reisigl

Gesetzt in der Ingeborg
Gedruckt in Europa

1 2 3 4 5 — 20 19 18 17

ISBN 978-3-99001-213-0

Dr. Iris Zachenhofer
Dr. Marion Reddy

slow slim

**Der 12-Monats-Plan
zum Schlankwerden und
Schlankbleiben**

edition a

Inhalt

Level 0
Was wir wissen müssen   7

Level 1
Beobachten und dokumentieren   28

Level 2
Zeit zum Schlafen   55

Level 3
Kalorien ersetzen   79

Level 4
Zeit für uns selbst   110

Level 5
Bewegung, die Spaß macht   124

Level 6
Wellness für den Darm   147

Level 7
Zeit für Kochen, Essen,
Familie und Freunde   *159*

Level 8
Wetterhart wie Islandpferde   *184*

Level 9
Mehr Wellness für den Darm   *194*

Level 10
Die Schatten beleuchten   *210*

Level 11
Heim-Arbeit   *224*

Level 12
My way   *238*

Anhang   *249*

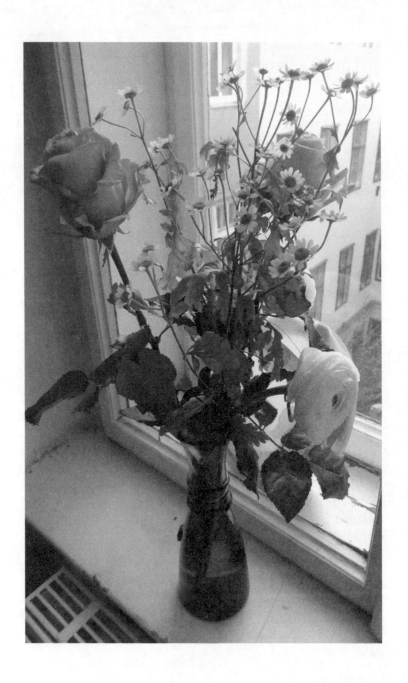

Level 0
Was wir wissen müssen

Unser Körper ist älter, als in unserem Pass steht.
Ein paar Hunderttausend Jahre älter.
Das macht uns heute noch das Leben schwerer als nötig.
Wir sehen es jeden Tag auf der Waage.

Es war ein kalter, nebliger Novembertag, als ich mich mit einer Schulfreundin in einem Wiener Kaffeehaus traf. Ich hatte mich schon seit Wochen darauf gefreut. Wir hatten in den vergangenen Monaten nur telefonieren können, ein gemütlicher Tratsch war längst überfällig. Es war viel passiert und höchste Zeit, unsere Höhenflüge und Katastrophen durchzukauen und uns auf den jüngsten Stand in unseren Beziehungen, Jobangelegenheiten und sonstigen Befindlichkeiten zu bringen. November ist der perfekte Monat, um stundenlang im Kaffeehaus abzuhängen. Er ist geradezu dafür erfunden, während es draußen kalt und allerheiligentrüb ist, den beginnenden Winterblues mit heißer Schokolade zu verjagen.

Ich kam ein paar Minuten zu spät, blieb an der Eingangstür stehen und sah mich um. Erst nach längerem Suchen entdeckte ich Paula versunken in einer gemütlichen Sitzecke mit einer alten, U-förmigen, dick gepolsterten Sitzbank. Sie sah irgendwie anders aus, wirkte etwas geknickt, den Kopf stützte sie schwer auf den linken Arm. Erst als sie mich sah, hüpfte ihr das alte Grinsen wieder ins Gesicht. Wir begrüßten uns mit einer ausgiebigen Umarmung, die erst der Kellner beendete, der wissen wollte, was wir denn gern hätten.

Schon auf der Herfahrt hatte ich überlegt, ob ich einen Mohnkuchen oder einen Apfelstrudel essen sollte, entschied mich aber dann doch (wie meistens) für die Sachertorte. Mit heißer Schokolade, um die Schokoladendosis noch zu steigern. Paula überlegte kurz und orderte ein Soda-Zitron. »Was ist los mit dir?«, fragte ich, immerhin hatten wir dieses Café extra wegen der tollen Mehlspeisen ausgesucht. Seit wann fand sie Soda-Zitron so prickelnd?

Ich kannte Paula seit dem Gymnasium. Wir sahen uns nicht sehr oft, weil sie viel im Ausland war. Sie ist Architektin und arbeitete in der Raumplanung an Projekten in nordeuropäischen Städten mit, in Kopenhagen, Stockholm oder Kiel. Aber wenn wir uns trafen, war alles wie immer. Wir hatten lustige Abende wie früher und wussten trotz der Distanzen immer über einander Bescheid. Vor ein paar Wochen hatten wir etwas regeren E-Mail-Verkehr gehabt, in dem Paula mir von einer neuen Diät erzählte und wie viel sie damit schon abgenommen hat. Paula hatte immer mit ihrem Gewicht gekämpft. Seit ich sie kennengelernt hatte, hatte sie einmal etwas mehr, einmal etwas weniger gewogen. So richtig glücklich war sie mit ihrer Figur nie.

Als der Kellner die Getränke und meine Sachertorte (mit Schlagobers) serviert hatte, stand Paula auf und zeigte mir ihre neue High-Waist-Diesel-Jeans. Und wow, die Hose sah genial aus, man konnte deutlich sehen, dass sie wirklich abgespeckt hatte. »Toll siehst du aus«, sagte ich, aber sie schien sich nicht darüber freuen zu können.

»Du hast keine Ahnung, was mich diese Figur kostet«, sagte sie. Ich dachte unwillkürlich an Geld, aber das meinte sie nicht. Während es draußen zu dämmern begann, erzählte mir Paula, wie sich ihr Leben seit der letzten Radikalkur verändert hatte, und das nicht gerade zum Besseren:

»Seit dieser Diät ist irgendetwas anders in meinem Hirn. Ich denke ständig nur an Essen, viel öfter als früher, und ich habe dauernd Hunger. Eigentlich habe ich überhaupt nie das Gefühl, so richtig satt zu sein. Sicher, ich fühle mich wohl jetzt mit dem flacheren Bauch, alles passt super. Ich habe mir neue Jeans gekauft, und es fühlt sich wirklich gut an, in eine Hose einfach so hineinzupassen. Aber um welchen Preis! Es ist nämlich nicht so, dass diese Diät vorbei ist, und ich jetzt einfach gesünder und weniger esse, wie ich mir das ursprünglich vorgestellt habe. Nein, wenn ich nur einen Krümel mehr esse, nehme ich sofort wieder zu und ich möchte dieses Gewicht doch endlich einmal halten. Aber das funktioniert nur mit absoluter Disziplin. Ich muss ständig kontrollieren, was ich esse, wie oft und wie viele Kalorien. Alles aufschreiben, rechnen, überlegen. Das ist wie ein eigener Job. Ich sage dir, ich werde noch depressiv, das hat ja keine Lebensqualität mehr.«

Die überschüssigen Kilos auf ihren Hüften ist sie mit ihrer Diät offenbar losgeworden, dachte ich betroffen, dafür lastet jetzt das ganze Gewicht auf ihrer Psyche. Das Problem war für mich nachvollziehbar, unter solchen Umständen würde ich auch depressiv werden.

Paula erzählte weiter. Vier bis fünf Mal pro Woche betrieb sie eine Stunde Sport, führte strenge Essensprotokolle, wog die Lebensmittel ab und füllte Excel-Dateien mit Kalorienangaben. Sie nahm nie mehr als 2000 Kilokalorien pro Tag zu sich und allein durch den Sport verbrauchte sie davon schon 500. Viele Wege erledigte sie mit dem Fahrrad und

Brot und Nudeln hatte sie komplett von ihrem Speiseplan gestrichen. »Das sollte doch genügen«, meinte sie, trotzdem begann sie langsam wieder zuzunehmen. Schleichend, aber verlässlich.

Paula hatte ihren Laptop mit und wie zum Beweis zeigte sie mir im Kaffeehaus ihre Essenspläne und ihre Fitnessprotokolle. Ich war beeindruckt. Sie hatte tatsächlich alles genauestens dokumentiert. Allerdings hätte ich ihr auch so geglaubt. Ich konnte mir nicht vorstellen, dass sie sich heimlich irgendwo ein Wienerschnitzel einschoss und das vor sich selbst und vor mir verschwieg, um gut dazustehen. Dazu hatte sie ihre Situation gerade zu ehrlich geschildert, außerdem müsste sie sich dann die ganze Arbeit, alles abzuwiegen und aufzuschreiben, nicht antun.

Es war inzwischen dunkel geworden, und während um uns herum schon Abendessen und Rotwein bestellt wurde, versuchte ich Paula die Sachlage zu erklären. Vom Standpunkt der Neurologie aus, hatte sich wahrscheinlich wirklich etwas in ihrem Gehirn verändert, was den ständigen Hunger und die üble Laune erklären konnte. Der Körper tat einfach alles, um seine Kilos zurückzubekommen und manipulierte dadurch auch ihr Gehirn.

»Am besten ist es man wird gar nie fett«, hat mir eine Kollegin einmal erklärt, »denn die meisten von uns bleiben fett, wenn sie einmal fett geworden sind, trotz aller Bemühungen.«

Das ist entsetzlich ernüchternd und es ist das Letzte, was wir hören wollen, aber wahrscheinlich hat sie Recht. Es ist so simpel wie entmutigend. Unser Körper tendiert dazu, immer wieder das höchste Gewicht zu erreichen, das er je hatte.

Der Grund war einmal ein sehr guter, leider ist das ewig her. Die Ursache lag an den Lebensumständen in der Steinzeit. Nahrung war keine Selbstverständlichkeit damals, Essen war nicht ständig verfügbar, so wie heute. Wenn die Jagd schlecht verlief, gab es längere Hungerphasen und die Jagd verlief oft schlecht. Nicht alle Tage lief den Männern ein Mammut über den Weg. Unsere Vorfahren konnten nur durch zwei Mechanismen im Körper überleben.

Erstens, indem der Körper überschüssige Energie sorgfältig in den Fettzellen einlagerte.

Zweitens, weil sich diese eingelagerte Energie nicht einfach so verpuffen ließ, wenn wieder einmal ein paar Wochen lang fast nichts auf den Steinteller kam.

Alles andere wäre nicht Sinn der Sache. Ein Eichhörnchen futtert auch nicht am ersten kühlen Herbsttag seine gesamten Wintervorräte auf. Es sammelt nicht den ganzen Herbst über, um alles auf einmal zu verputzen. Mit lange gesparten Vorräten muss man gut wirtschaften, egal ob als Eichhörnchen oder als Mensch. Der Unterschied ist, dass ein Eichhörnchen seine Schätze irgendwo vergräbt, der menschliche Körper aber seine Vorratskammer praktisch eingebaut hat und sie ständig mit sich herumschleppt. Er ist sozusagen seine eigene Speis. Die Natur hat sich jedenfalls etwas gedacht dabei und es bis heute nicht vergessen.

Das Prinzip ist das Gleiche geblieben. Sobald wir weniger essen, macht unser Körper alles, um so wenig Gewicht wie möglich zu verlieren. Früher war das lebensnotwendig, heute kommt es uns heimtückisch und gemein vor. Es passt nicht zu unserem Schönheitsideal, boykottiert unsere Figurpläne und wirkt sich ganz mies auf den Bikini-Absatz aus.

Auf ein genetisches Update warten wir noch immer vergeblich. Unsere Körper sind weiterhin für die Lebensumstände in der Steinzeit konzipiert und Abnehmen gehörte da definitiv nicht dazu.

Im Gegenteil. Dagegen wehrt sich der Körper mit allen Mitteln. Wenn der Organismus merkt, dass wir in kurzer Zeit sehr viel abnehmen oder mehr als zehn Prozent des Gesamtgewichts verlieren, setzt sich eine Maschinerie in Gang, die nur ein Ziel hat: So schnell wie möglich zumindest wieder das ursprüngliche Gewicht zu erreichen.

Dabei schießt der Körper mit sechs ausgesprochen effektiven Geschützen.

Waffe Nummer 1:
Ghrelin

Es klingt schon recht unfreundlich, Ghrelin. Von Beruf ist es Hungerhormon, was eigentlich eh schon alles sagt. Es ist der Stoff, aus dem der Appetit ist. Zumindest sehen wir das heute so. In der Steinzeit hatte das Hormon einen wesentlich besseren Ruf, ohne Ghrelin hätten wir die dürren Zeiten nicht überstanden.

Ghrelin entsteht in den Zellen der Magenschleimhaut und zwar abhängig vom Füllungszustand des Magens. Ist der Magen leer, läuft die Produktion auf Teufel komm raus, das Hormon dockt im Gehirn an und schreit: »Hunger!«. Der Körper gehorcht sofort. Umgehend knurrt uns der Magen und wir schauen, dass wir was zu essen finden. Damit füllen wir den Magen, bis er voll ist und wieder weniger Ghrelin bildet.

Aber das ist noch nicht alles.

Das Hungerhormon steigert nicht nur den Appetit, es reduziert auch die Fettverbrennung und senkt den Grundumsatz des Körpers. Das Ziel der steinzeitlichen Einrichtung ist es ja, den Hunger größer und gleichzeitig den Energieverbrauch kleiner zu machen. Beides verhindert, dass die Vorratsspeicher zu schnell zur Neige gehen.

Eine wunderbare Lösung für die Quartalsesser, die wir einmal waren. Eine gewaltige Hürde für die Überflussgesellschaft, in der wir jetzt leben.

Man kann sich gut vorstellen, was Ghrelin fürs Abnehmen bedeutet. Beim Fasten ist es in den meisten Fällen dauerhaft erhöht. Auch chronischer Stress oder psychische Belastungen feuern die Produktion an.

Aber auch das ist noch nicht alles.

Die Ghrelin-Ausschüttung ist nicht nur während des Abnehmens hoch. Es kann sein, dass sie auch danach nicht gedrosselt wird.

Dazu gibt es Studien an Testpersonen, deren Ghrelin-Spiegel vor und nach einer Diät mit großer Gewichtsreduktion gemessen wurde. Dabei zeigte sich, dass der Wert nach dem Abnehmen um bis zu 20 Prozent höher war als der vor der Diät. Das Hungerhormon schrie sich quasi die Seele aus dem Leib nach Futter. Das Hungergefühl der Versuchsteilnehmer war entsprechend quälend, womit sie nach Abschluss der Diät nun wirklich nicht gerechnet hätten. Genau wie Paula.

Waffe Nummer 2:
Leptin

Nach allem, was wir über Ghrelin gehört haben, kommt das Leptin wie mit einem Heiligenschein daher. Dass es Sättigungshormon genannt wird, macht es noch sympathischer, und tatsächlich: Leptin ist das Hormon, das den Hunger unterdrückt und darüber hinaus den Metabolismus ankurbelt.

Leptin wird in den Fettzellen des Körpers gebildet und hat die Aufgabe, den Körperfettspiegel konstant zu halten. Nimmt das Körperfett zu, schicken die Fettzellen Leptin als Warnraketen aus, die dem Gehirn signalisieren: Wir sind satt, wir sind voll, wir brauchen keinen Nachschub mehr. Danke.

Leptin wirkt nachhaltig, längerfristig und im Gehirn als eine Art Lebensmittelpolizei. Unbewusst sorgt sie dafür, dass wir Nahrungsmittel nach deren Fettgehalt scannen. Haben wir einen hohen Leptin-Spiegel im Blut, wählen wir automatisch deutlich weniger fette Nahrungsmittel, um schnell wieder auf einen besseren Körperfettlevel zu kommen.

Als jemand, der sich bemüht, Gewicht zu verlieren, wünscht man sich Leptin in Familienpackungen in der nächsten Apotheke. Die Pharmaindustrie wäre dabei auch sehr gern behilflich. Groß ist das Interesse, das Wunderhormon künstlich herzustellen, die Welt von der Fettsucht zu befreien und dabei noch ein Milliardengeschäft zu machen. Ein derartiges Mittel wäre sicher längst am Markt, wenn es da nicht ein großes Aber gäbe.

Bedauerlicherweise verliefen nämlich die Studien, bei denen Übergewichtige Leptin erhalten hatten, bisher ausgesprochen enttäuschend. Auch mit dem zusätzlichen Leptin hatten die Testpersonen nicht weniger Appetit und wurden deshalb auch nicht mehr Gewicht los.

Der Grund ist einleuchtend. Die Forscher vermuteten bei den übergewichtigen Versuchsteilnehmern so etwas wie eine Leptin-Resistenz. Das bedeutet: Selbst wenn prinzipiell genug von dem Sättigungshormon vorhanden ist, fehlen die Andockstellen, an denen es landen kann. Überschüssiges Leptin irrt in der Gegend herum, ohne sich irgendwo niederlassen und seine Arbeit verrichten zu können.

Das Ganze lässt sich vielleicht mit einer überfüllten Einkaufsstraße in der Vorweihnachtszeit vergleichen: Es gibt viel zu wenige Parkplätze für viel zu viele Autos, die herumkreisen und nirgends parken können. Wenn mehr Autos herumkreisen, ändert sich gar nichts, denn davon werden es auch nicht mehr Parkplätze. Mehr Leptin ist also keine Option.

Weniger leider auch nicht. Seiner Jobbeschreibung nach können wir das dem Sättigungshormon auch nicht verdenken.

Was nun im Falle einer Diät passiert, ist kein Mirakel mehr. Kaum beginnen wir mit dem Abnehmen, lehnt sich das Leptin einmal gemütlich zurück. Der Körperfettspiegel sinkt, aus der Sicht des Leptins ist die Welt also in Ordnung. Das bleibt zunächst auch so. Während der Diätphase und auch danach hat das Leptin nichts zu tun, das Körperfett zeigt ja weiterhin keine Anzeichen, um Alarm schlagen zu müssen.

Studien wiesen bei den Testpersonen allerdings auch lange nach Abschluss der Diät noch einen deutlich niedrigeren Leptin-Spiegel aus als vor dem Abnehmen. Damit schließt sich der Teufelskreis. Wenig Leptin bedeutet wenig Sättigungsgefühl. Wenig Sättigungsgefühl bedeutet mehr Hunger. Mehr Hunger bedeutet Frust und was Frust bedeutet, weiß jeder, der sich schon einmal ein paar Kilos hinaufgefressen hat.

Durch das viel zu niedrige Leptin besteht das permanente Hungergefühl, das auch Paula so zusetzte: »Essen beschäftigt mich ständig, eigentlich den ganzen Tag über.«

Waffe Nummer 3:
Peptid YY

Von der Ausrichtung her ist Peptid YY ein Verwandter des Leptin: Es unterdrückt den Appetit, und zwar den, der zwischen den Mahlzeiten auftritt. Anders als Leptin wird es aber nicht in den Fettzellen, sondern im Verdauungstrakt gebildet. Gemeinsam mit Ghrelin und Leptin bildet es ein Trio, das wir beim Abnehmen überhaupt nicht brauchen können.

Das Prinzip ist einmal mehr dasselbe. Nach Radikaldiäten kommt es zu einer kompletten Verschiebung der hormonellen Situation. Der Körper reagiert darauf wie auf eine Hungersnot, die Auswirkungen sind ja dieselben, kein Essen. Ob das aufgrund von Naturkatastrophen, Kriegen und religiöser Askese, der Gesundheit oder auch nur der Unzufriedenheit mit der Figur wegen passiert, ist dem Hirn bekannt, aber völlig egal. Hungern ist Hungern, aus welchem Grund auch immer.

Die Maschinerie läuft unbeirrt an. Das ganze Programm: vermehrte Bildung des Hungerhormons Ghrelin, gedrosselte Produktion der Sättigungshormone Leptin und Peptid YY impfen dem Gehirn ein ständiges Hungergefühl ein, das auch noch viel stärker und intensiver ist als vor der Diät. Das Essen wird zur ständigen Beschäftigung, zur Obsession. Umso mehr, als man ja dachte, dass jetzt die ganze Mühe endlich vorbei ist.

Was für ein Irrtum. Messungen in Studien haben ergeben, dass sich die Hormonspiegel der drei Stoffe sogar ein Jahr nach Abschluss der Radikaldiät noch nicht wieder auf das Ausgangsniveau eingependelt haben. Das Gehirn sendet nach wie vor die Signale Hunger, Hunger, Hunger. In der Gefühlswelt hallt der Hilferuf weiter wie ein Echo: Hunger, Hunger, Hunger. Die Disziplin, die dagegen ankommt, ist nicht jedem gegeben.

Der australische Forscher Professor Joseph Proietto fasst zusammen, was der Laie befürchtet. Wer zu schnell zu viel abgenommen hat, ist einem koordinierten Abwehrmechanismus des eigenen Körpers ausgesetzt, dessen einziges Ziel es ist, wieder Gewicht zuzunehmen. Das war immer so und das wird leider noch lange so bleiben.

Waffe Nummer 4:
das Duo Belohnungssystem
und präfrontaler Cortex

Es ist faszinierend, wie perfekt die Rädchen im menschlichen Organismus zusammenspielen. Das muss man zugeben, auch wenn uns diese unaufhaltsame Präzision nach Ende einer Diät so gar nicht gelegen kommt. Nicht genug damit, was Hunger- und Sättigungshormone da veranstalten, der Abwehrmechanismus des Körpers greift auch noch tief in unseren Denkapparat ein. In dem Zusammenhang machen wir Bekanntschaft mit zwei unterschiedlichen Strukturen im Gehirn, die für gegensätzliche Wirkungen stehen.

Hier das Belohnungssystem. Es ist der Teil in unserem Gehirn, der Lust, Freude und Befriedigung möchte. Im Hinblick auf die Ernährung ist das Belohnungssystem die Stimme in unserem Gehirn, die uns flüstert:

»*Du hast so viel gearbeitet heute. Einen Brioche mit Nutella hast du dir wirklich verdient, jetzt, wo die Kinder endlich schlafen.*«

»*So viele Kalorien wird das Wiener Schnitzel schon nicht haben. Außerdem enthält das Fleisch Eiweiß, und das ist doch so gesund.*«

»*Ein paar Chips werden dich schon nicht umbringen.*«

Dort der Präfrontale Cortex. Er ist der Gegenspieler des Belohnungssystems, unser Vernunftdenken. Mit diesem Teil des Gehirns bewältigen wir alles Logische und Rationale. Es ist für die Planung und Bewertung von Handlungen zuständig. Die Stimme des Belohnungssystems sagt uns:

»*Willst du wirklich die zweite Portion auch noch verdrücken? Der Sommer steht knapp bevor, in ein paar Wochen wirst du dich grün und blau ärgern.*«

»Wenn du die Nachspeise auch noch isst, wird dir deine Wampe über die neue Stretch-Jeans hängen. Da kannst du dir gleich die nächste Größe kaufen.«
»Wäre gut, wenn du vielleicht das Abendessen ausfallen lässt nach diesem opulenten Mittagessen.«

So unterschiedlich die beiden auch drauf sind, in den Ring steigen sie, wenn man es genau nimmt, eigentlich nicht. Sie treffen sich eher auf dem Parkett. Ihr Zusammenspiel ähnelt einem Tanz, bei dem einer dem anderen die Führung abspenstig machen will.

Im Idealfall geht das durchaus elegant über die Bühne. Harmonisch wechseln sich die beiden ab. Mal ist die Vernunft gefragt, mal darf man auf den Putz hauen.

Hätte immer das Belohnungssystem die Oberhand, würden wir jedem Impuls nachgeben. Wir würden alles in uns hineinstopfen, was unseren Weg kreuzt, ohne auch nur ein bisschen darüber nachzudenken.

Dass wir uns damit nicht belohnen, sondern bestrafen, ist eine andere Sache. Ob oder wie lange so eine Belohnung denn eigentlich gut für uns ist, entscheidet sich ja nicht im Belohnungszentrum. Es will uns bloß eine Riesenfreude machen, und ehrlich, sind Spaghetti Carbonara vor einem Tiramisu keine Riesenfreude? Die Speisen sind nach Geschmack natürlich austauschbar.

Wenn dagegen immer der präfrontale Cortex das Sagen hätte, wären wir andauernd vernünftig. Wir würden uns keinen Leckerbissen gönnen und wenn, dann könnten wir ihn auch gar nicht genießen. Fürs Abnehmen erscheint das als eine segensreiche Strategie. Fürs Gemüt ist es auf Dauer etwas, das es nicht geben sollte: ein Pro-Depressivum, quasi ein Magnet für die Melancholie.

Das Geheimnis ist also die Balance. Um einigermaßen ausgeglichen zu leben, müssen die Systeme sich das Gleichgewicht halten. Für manche ist das im Normalfall schon schwierig. Nach einer Radikaldiät ist schwierig kein Ausdruck.

Von Balance kann in der Post-Diät-Phase keine Rede sein. Die künstliche Hungersnot hat die gewohnten Abläufe im Körper komplett aus dem Gleichgewicht gebracht. Das Notfallprogramm, das der Organismus da abspult, ist eine generalstabsartig geplante Hilfsaktion gegen den Hungertod. Allerdings fühlt es sich ganz und gar nicht wie Hilfe an. Vom Gefühl her ist es astreines Chaos. Die Medizin kann das sogar sichtbar machen und zwar mit Hilfe der funktionellen Magnetresonanztomographie, kurz fMRT.

Die fMRT ist eine Untersuchung, bei der die Gehirnregion, die gerade aktiv ist, besonders bunt und intensiv aufleuchtet. In den Studien, die uns im Sinne des Abnehmens interessieren, legten sich die Versuchsteilnehmer zweimal in die fMRT: vor und nach der Gewichtsreduktion. In beiden Fällen bekamen sie in der Röhre jeweils dieselben Bilder von unterschiedlichen Köstlichkeiten vorgeführt, wobei das Gerät die Gehirnaktivität im Belohnungssystem und im präfrontalen Cortex gemessen hat.

Beim zweiten Durchgang machten die Forscher eine spannende Entdeckung. Das Belohnungssystem war nach der Diät viel aktiver als davor. Dafür zeigte der präfrontale Cortex deutlich weniger Aktivität.

Diese Konstellation ist leider denkbar ungünstig für jeden Vorsatz zum Abnehmen. Denn durch die vermehrte Aktivierung des Belohnungssystems ist die Lust auf bestimmte Nahrungsmittel viel größer. Die emotionelle Bedeutung des Essens nimmt zu. Gleichzeitig nehmen die vernünftigen Gedanken ab, die Kontrolle über sich selbst sinkt, und sämtliche Pläne verlieren an Bedeutung. Der Mechanismus ist darauf ausgelegt, alle Gedanken in eine einzige Richtung zu verschieben. Sie werden darauf fokussiert, möglichst rasch möglichst fette oder süße Speisen zu konsumieren.

Wir stecken sozusagen in unserer eigenen Gehirnwäsche.

Wissenschaftler haben dieser Veränderung des Körpers und vor allem des Gehirns nach radikalen Abnehmkuren einen seriöseren Namen gegeben. Manche nennen es das Post-Diät-Syndrom.

Der amerikanische Neurochirurg Frank T. Vertosick hat einmal geschrieben: »You will never be the same when the air hits your brain.« Sie werden niemals mehr dieselbe Person sein, wenn einmal Luft an ihr Gehirn gekommen ist. Er meinte damit eine Gehirnoperation.

Doch die ist gar nicht nötig, um unser Gehirn komplett zu verändern. Eine Radikaldiät hat den gleichen Effekt.

Waffe Nummer 5:
Serotonin

Die nächste Waffe, mit der der Körper droht, um uns jede Diät zu vermiesen, ist das Serotonin. Genauer gesagt, droht er damit, es uns wegzunehmen.

Serotonin ist ein im Gehirn gebildeter Neurotransmitter, der für unsere Stimmung und gute Laune verantwortlich ist. Deshalb nennen wir es auch das Wohlfühl- oder sogar Glückshormon. Es gehört eindeutig zu den Sonnenscheinchen unter den Botenstoffen.

Damit wir im Gehirn Serotonin bilden können, benötigen wir zunächst seinen Vorläufer: das Tryptophan. Es ist eine der essentiellen Aminosäuren, die in unserem Organismus nicht selbst gebildet werden können, und deshalb von außen kommen müssen, also über die Nahrung. Tryptophan muss die Barriere zwischen Blut und Gehirn, die sogenannte Blut-Hirn-Schranke, überwinden, um zu Serotonin umgebaut zu werden.

Ausschlaggebend dafür ist der Insulinanstieg nach einer kohlenhydratreichen Mahlzeit. Durch ihn wird der Serotonin-Vorläufer Tryptophan viel leichter im Gehirn aufgenommen. Kohlenhydrate steigern also die Bildung und Freisetzung von Serotonin im Gehirn.

Jetzt heißt es aber, dass es sich mit sehr kohlenhydratarmen Diäten sehr schnell abnehmen lässt. Das ist an sich nicht falsch, aber wir dürfen uns nur kurzfristig darüber freuen. In Studien wurde nachgewiesen, dass sich längerfristig keine besseren Ergebnisse zeigen als bei den Diäten, in denen die Kohlenhydrat-Polizei weniger streng ist.

Außerdem haben kohlenhydratarme Diäten die meisten Nebenwirkungen, auch das ist von Studien untermauert. Die Versuchsteilnehmer wurden häufiger depressiv, hatten Stimmungsschwankungen und seelische Tiefs. Man braucht sich nicht lange zu fragen, woher das kommt. Schließlich fehlten ihnen die Kohlenhydrate, die mithelfen sollten, das Tryptophan über die Blut-Hirn-Schranke ins Gehirn zu lotsen.

Wer im Winter abnehmen will, kann leicht in eine weitere Serotonin-Falle stolpern. Sonnenlicht begünstigt nämlich die Bildung des Glückshormons. Bei Lichtmangel fällt die Serotonin-Ausbeute weit bescheidener aus und auch der Transport zwischen den Zellen ist eher zäh. Das erklärt teilweise auch den Blues und die Depression im Winter. Dem Körper ist die Serotonin-Flaute nicht gleichgültig und er versucht, den Lichtmangel auszugleichen. Leider ausgerechnet damit, dass uns das Gehirn Lust auf tryptophanhaltiges Essen macht. Allem voran Schokolade, in der eine Menge Tryptophan enthalten ist, und schon sind wir wieder am Anfang: beim Anstieg von Zucker- und Insulinspiegel im Blut, der die Aufnahme von Tryptophan im Gehirn erleichtert, aus dem dann das Serotonin wird.

Ins Kalorienhaltige übersetzt, pfeif auf die Wintersonne, eine große Tafel Vollmilch-Schokolade ist geradezu ideal, um ordentlich Serotonin zu bilden.

Egal aus welchem Grund das Glückshormon Mangelware ist, die Auswirkungen sind immer dieselben. Wir sind schlecht gelaunt, depressiv, können uns zu nichts aufraffen und haben Heißhunger auf Kohlenhydrate. Die üblichen vier Stationen auf dem direkten Weg in die nächste Fressphase, der kaum etwas entgegenzusetzen ist. Dass der Körper nach Serotonin giert und das Gehirn uns in Solidarität zu ihm von simplen Morgen- zu herzhaften Ganztagsmuffeln macht, bringt uns selten auf gute Gedanken. Im Gegenteil, auch sie verschwören sich gegen uns. Im Bestreben, die üble Stimmung möglichst schnell loszuwerden, fällt ihnen nur noch etwas Süßes ein.

Wer unter diesen Umständen seine Diät durchsteht, ist ein Held. Aber selbst ihm wirft die Natur, die es einst so gut gemeint hat mit uns, noch Knüppel zwischen die Beine. Während oder nach einer Diät werden, auch das ergaben Studien, Enzyme gebildet, die die Umwandlung von Tryptophan zu Serotonin hemmen.

Die Steppschritte zur Schokolade sind uns nun schon hinlänglich bekannt. Aber dieses Wissen nützt uns wenig. Wir tänzeln gegen jede Vernunft auf die Katastrophe zu. Unsere Gedanken kreisen um die Schoko-Regale und das Gehirn kennt nur noch ein Thema: Bei welcher Gelegenheit können wir sie am besten plündern.

Wenn es dann passiert ist, ist das Desaster perfekt. Die 300 Gramm Milchschokolade mit ganzen Haselnüssen ist verputzt, aber das ganze Tryptophan, das wir uns damit einverleibt haben, kann nicht ausreichend zu Serotonin umgewandelt werden, weil die Radikaldiät ja die Enzyme beschädigt hat, die das Tryptophan in Serotonin umwandeln.

Um die Kalorienbombe so richtig platzen zu lassen: Trotz des Hochgenusses aus Nuss-Nougat, Milchschokolade und fetten Haselnüssen bleibt das Serotonin auf einem Tiefstand. Dafür nähert sich die üble Stimmung rapide dem Maximum. Nicht zu reden vom Heißhunger auf neue Süßigkeiten.

Paula braucht man diesen Zustand nicht weiter auszumalen. Sie kennt ihn. Sie hat ihn mir anschaulich beschrieben, bei unserem Treffen im Kaffeehaus. »Ich kann mich nicht wirklich freuen über diese Figur, über mein neues Gewicht. Ich denke ständig an Essen, wie viel besser es mir durch einen Kuchen oder eine kleine Schokolade gehen würde. Dann versuche ich wieder meine Gedanken zu kontrollieren, weil sie mir Angst machen. Es ist, als ob mir etwas fehlen würde. Ich bin gereizt, angespannt und trotzdem irgendwie schlaff.«

Ohne es beim Namen nennen zu können, hat Paula schon gewusst, was ihr fehlte. Ihr fehlte das Glück in der einfachen Form des Hormons Serotonin. Die Steinzeit sitzt uns immer noch in Fleisch und Blut. Damals war es echter Hunger, heute ist es eine Diät, derentwegen der Körper uns mit allen Mitteln dazu bringen will, uns Kalorien zuzuführen.

Der Kreislauf ist absurd. Die Serotoninbildung zu erschweren, damit wir Schokolade essen, um Serotonin zu bilden. Das ist so gut wie ein Giftgasangriff auf unsere Figur.

Waffe Nummer 6:
Veränderung der Muskelfasern

Wenn wir schnell Gewicht reduzieren, baut unser Körper zunächst jene Gewebe ab, die wir am wenigsten zum Überleben brauchen, zum Beispiel die Muskulatur. Das klingt zuerst wie ein Denkfehler, aber es ist keiner. Denn wir benötigen dringend jeden Anteil unseres Gehirns, wir brauchen das Herz, die Leber und die Nieren, um über die Runden zu kommen. Ob wir etwas mehr oder weniger Muskelmasse haben, ist für unser Überleben vollkommen egal.

Beim Abnehmen nimmt sich der Körper also Energie, indem er Muskelfasern abbaut.

Das wirkt sich allerdings in der Folge schlecht auf unseren Grundumsatz aus. Denn ein Körper mit mehr Muskulatur verbraucht mehr Energie als ein Körper mit weniger Muskulatur. Die einfache Rechnung führt zu einem ebenso einfachen, wenn auch für die meisten Übergewichtigen unsympathischen Ergebnis: Muskulösere Menschen dürfen viel mehr schlemmen, ohne gleich zuzunehmen.

Durch jede Radikaldiät reduzieren wir nun unsere Muskelmasse etwas weiter. Jeder schnelle Gewichtsverlust macht uns das Abnehmen beim nächsten Mal schwieriger, und es gibt ein nächstes Mal, da dürfen wir drauf wetten. Unser Körper braucht dann einfach weniger Energie und damit auch weniger Nahrung. Leider ist weniger Nahrung genau das, womit wir unsere Probleme haben.

Neuerdings wurde auch nachgewiesen, dass sich nicht nur die Menge, sondern auch die Qualität der Muskelfasern ändert. Forscher haben Muskelbiopsien von Versuchsteilnehmern vor, während und nach einer Radikaldiät entnommen. Dabei zeigte sich, dass es nach dem Gewichtsverlust innerhalb der Muskelfasern zu Transformationen, also zu Veränderungen der Struktur und der Zusammensetzung gekommen ist. Die Muskeln haben dadurch nach der Diät bei jeder alltäglichen Aktivität auch zwischen 20 und 25 Prozent weniger Energie verbrannt.

Und schon wieder ist etwas, das uns beim Abnehmen helfen könnte, dahin. Weniger und zum Schlechteren veränderte Muskulatur verbraucht weniger und nicht so effektiv Energie. Das reduziert unseren Grundumsatz deutlich und erschwert das Abnehmen.

Das waren sie also, die sechs Mechanismen, die dem Körper zur Verfügung stehen, um nach einer Radikaldiät wieder das ursprüngliche Gewicht zu erreichen. Fünf davon funktionieren, indem unser Gehirn beeinflusst wird und es in der Folge unsere Gedanken manipuliert.

Wenn wir also noch dicker werden wollen, dann auf zur nächsten Radikaldiät. Bei der wir ständig ans Essen denken, immer hungrig sind und schlechte Laune haben, die uns den Antrieb nimmt und die Muskeln schlaff werden lässt. Das alles geht ganz einfach mit der nächsten Wunder-Diät, dem nächsten Turbo-Trainings-Programm so schnell wie möglich, so viel Gewicht wie möglich zu verlieren und wieder zuzunehmen.

Das Waffenarsenal, das die Natur gegen den Gewichtsverlust eingerichtet hat, sorgt verlässlich dafür. Immerhin konnte sie ja nicht damit rechnen, dass wir dereinst keine Tagesmärsche hinter Mammuts her sein werden, sondern bloß ein paar Schritte von der Couch zum Eiskasten haben, gefüllt mit Essbarem, gegen das ein Mammut nicht mehr als ein zäher Batzen Fleisch ist.

Jedes der sechs Geschütze allein genügt schon, uns auf dem Weg zu einer besseren Figur und einem leichteren Leben scheitern zu lassen. In Summe machen sie die Sache eigentlich unmöglich.

Außer wir suchen uns Unterstützung bei der Zeit. Dem einzigen Gegenmittel, mit dem wir den ausgeklügelten Mechanismen der Natur im menschlichen Körper beikommen können. Die Zeit ist unsere Waffe, um die Natur auszutricksen. Langsamkeit und Geduld sind unsere Verbündeten. Nehmen wir uns ein Jahr Zeit. Nähern wir uns in zwölf Etappen dem Ziel: Kilos zu verlieren, die der Körper zur Abwechslung einmal nicht zurückholen will.

MONAT 1
Level 1
Beobachten und dokumentieren

Nichts ist mehr wie früher,
aber alles bleibt beim Alten.

Es gibt Sätze, die jemand, der abnehmen will, auf keinen Fall hören möchte. Zum Beispiel:

»*Iss halt einfach nicht so viel.*«

Das ist ungefähr so, als würde man einem Choleriker sagen: Jetzt reg dich nicht so auf.
Noch so ein guter Rat:

»*Du musst nur deine Ernährung umstellen.*«

Das heißt ins Hungernde übersetzt: Ändere dein Leben, sofort und für immer. Noch dazu mit diesem hinterhältigen Wörtchen nur heruntergespielt, als wäre das nichts. In solchen Momenten steht man auf, geht zum Eiskasten und genehmigt sich eine Doppelportion Irgendwas.
So machen wir es also nicht.
Wir sehen Slow Slim als ein Spiel, bei dem wir auf jeden Fall nur gewinnen können. Wie bei einem Computerspiel werden wir unterschiedliche Levels durchschreiten, bis wir bei Level 12, dem Masterlevel, angekommen sind.
Jeder Level dauert genau einen Monat. Einsteigen können wir natürlich jederzeit, nicht nur am Monatsersten.

In jedem Level gibt es ein neues Thema, das wir erlernen und den ganzen Monat lang üben. Nennen wir es Mission. Danach steigen wir zum nächsten Level auf, behalten aber die Fertigkeiten bei, die wir in den vorherigen Levels schon erlernt haben und üben sie weiter. Wir bauen immer weiter auf.

Am Anfang mag viel neu und vielleicht etwas ungewohnt sein. Aber davon sollten wir uns nicht einschüchtern lassen, das Prinzip kennen wir von den echten Computerspielen. Wir wissen, wenn wir dann einmal in den höheren Levels spielen, sind uns die Levels 1 und 2 schon sehr vertraut und längst in Fleisch und Blut übergegangen. Wir wundern uns, wie sie uns je schwer fallen konnten.

Zum Wundern gibt es bei Level 1 von Slow Slim gar nichts.

Die Mission

Wir starten das Slow Slim-Programm, indem wir diesen ersten Monat lang absichtlich genauso weiter essen wie bisher. Der einzige Unterschied ist: Wir beobachten uns und dokumentieren, was wir sehen.

Die drei großen Fragen, die uns dabei interessieren, sind:

Was essen wir?

Warum essen wir?

Wie essen wir?

Paula hat mir damals im Café ihre Essensprotokolle gezeigt. Sie hat sie auf ihrem Laptop in eine Excel-Datei geschrieben. Das klingt ausgesprochen praktisch.

Meistens kommt der Laptop überall hin mit und auf die Art kann man die Aufzeichnungen genauso gut im Büro wie zu Hause machen.

Ich würde trotzdem empfehlen, sich die Mühe handschriftlich zu machen und sich dafür sogar ein eigenes Heft oder Buch anzuschaffen. Die Computer-Dokumentation hat nämlich tatsächlich einen gravierenden Nachteil.

Das hat jetzt nichts mit einem Retro-Faible oder mit einer Phobie vor der zunehmenden Digitalisierung zu tun. Es hat mit unserem Gehirn zu tun und zwar mit dem vernünftigen Teil davon, also dem präfrontalen Cortex. Handschriftliche Aufzeichnungen werden von ihm intensiver aufgenommen und verarbeitet als Protokolle am Bildschirm oder auf dem Handydisplay.

Die flüchtige Tipperei auf irgendwelchen Tasten ist ihm zu gedankenlos. Er hat es gern, wenn wir uns mit den wirklich wichtigen Dingen genauer beschäftigen, sorgfältiger, aufmerksamer.

Schreiben wir mit der Hand, kommt es zu einer stärkeren Aktivierung des präfrontalen Cortex, der unter anderem für die Planung, Ausführung und Evaluation unserer Handlungen zuständig ist. Je mehr wir uns mit unseren Daten beschäftigen, sie übersichtlich aufschreiben, vergleichen und analysieren, desto mehr aktivieren wir den präfrontalen Cortex.

Soviel einmal zur Theorie. Die Praxis, das lässt sich nicht verschweigen, ist anstrengend.

»Da geht ordentlich viel Zeit drauf, um das ganze Essen mitzuschreiben, wenn man es wirklich genau macht«, hat mir Paula im Kaffeehaus erzählt, und sie hatte Recht. Wenn wir tagsüber mehr essen als eine halbe Schüssel Reis (und das tun wir, sonst würden wir keinen Slow Slim-Plan brauchen), dann werden sich da schon einige Speisen ansammeln, die wir alle erfassen müssen.

Wir können uns also jetzt schon darauf einstellen, jeden Tag ein bisschen Zeit dafür einzuplanen und zwar nicht nur am Stück, sondern sozusagen portionsweise.

Meine Idee wäre es deshalb, sich nicht die ganze Arbeit bis zum Schluss aufzuheben, sondern schon tagsüber ständig mitzuschreiben. Immerhin sind es etliche Punkte, die da auf das Papier sollen: Was, warum und wie wir essen. An manchen Tagen kann da schon einiges zusammenkommen, was wir bis zum Abend gnädig vergessen. Oder auch einfach unter den Tisch fallen lassen.

Am Ende jedes Tages setzen wir uns dann bewusst hin, um diese Liste noch einmal durchzusehen, eventuell zu ergänzen und vor allem zu reflektieren. Wir werten die Dokumentation aus und sehen uns an, was da eigentlich alles so passiert ist im Laufe des Tages. Ganz in Ruhe führen wir uns vor Augen, was wir so essen, was die Ursache für Snacks zwischendurch war und welches Ambiente wir uns bei unseren Mahlzeiten gegönnt haben. Wann genau wir uns diese Stunde der Wahrheit nehmen, muss sich jeder selbst einplanen.

Fest steht nur: Tage auszulassen, ist keine Option. Genau das ist es, was wir auf Level 1 zu lernen haben.

Diesen ganzen ersten Monat haben wir Zeit, unser persönliches Ritual zu entwickeln. Je weiter wir in unserem Slow

Slim-Spiel kommen, wird es für uns eine Selbstverständlichkeit werden, am Ende des Tages unser Ernährungsprotokoll durchzusehen.

Haben wir es uns beim Essen am Küchentisch gemütlich gemacht oder sind wir lieber am Sofa, im Fauteuil oder im Pyjama im Bett herumgelümmelt? Haben wir uns gute Musik beim Essen angehört und Kerzen angezündet oder schnell irgendwas im Stehen hinuntergewürgt? Haben wir mit dem Handy zwischen Kopf und Schulter eingeklemmt mit einer Kollegin telefoniert und uns husch-husch den x-ten Kaffee gemacht oder vor dem Anruf bewusst abgewartet und Tee getrunken?

Die tägliche Zeit für den Essensplan sollten wir uns möglichst angenehm gestalten und das ist nicht nur so dahingeschrieben. Es hat seinen Grund. Denn längerfristig ist es ein Vorteil, wenn wir die Auswertung des Essensplans immer mit etwas Positivem in Zusammenhang bringen, weil wir es dann auch weiterhin gerne machen.

Der Tag hat vierundzwanzig Stunden, daran lässt sich nicht rütteln. Wir müssen uns also die zusätzliche Zeit, die ab jetzt für unsere Essenspläne draufgeht, auf irgendeine Art schaffen. Sie uns irgendwo abzwicken. Etwas anderes dafür aufgeben. Auch hier muss jeder für sich entscheiden, ob er lieber kürzer im Internet surft, eine Fernsehserie auslässt oder einfach später die Beine auf den Couchtisch legt.

Sollte jetzt jemand mit seiner Multitasking-Fähigkeit liebäugeln und die Dokumentation nicht zusätzlich, sondern während einer anderen Tätigkeit einplanen, tut er sich nichts Gutes. Gleichzeitig zu telefonieren, sich die jüngste How I met your mother-Folge im Fernsehen anzuschauen oder die

Mathematikaufgaben der Kinder zu kontrollieren, funktioniert leider nicht.

Es ist wirklich essentiell, den Plan vollständig geschrieben zu haben und die Zeit und Konzentration aufzubringen, den gesamten Tag noch einmal zu durchdenken. Wir sind gerade dabei, etwas zur Gewohnheit zu machen, das geht nicht nebenbei. Da ist er eigen, der Präfrontale Cortex.

Wie genau wir unsere Essensprotokolle gestalten, kann natürlich jeder für sich entscheiden. Manche schwören auf strukturierte, karierte Hefte. Andere stehen mehr auf weißes, glattes Papier in schönen ledergebundenen Büchern. Manche verwenden am liebsten Blätter und ordnen sie in eine Mappe ein. Andere besorgen sich ein Tagebuch. Manche untergliedern ihre Essenslisten. Andere schreiben Tabellen. Manche machen kleine Zeichnungen dazu. Wir machen, was uns am besten gefällt. Auf keinen Fall kann es schaden, wenn sich dann auch noch etwas Humor zwischen die Zeilen verirrt.

Die Post-it-Methode

Bitte das Ganze jetzt nicht als Buch-Projekt verstehen und keine Wissenschaft aus unseren Essenslisten machen. Es ist natürlich schön, wenn wir uns die Zeit nehmen können, um mit Tinte in ledergebundene Bücher zu kalligrafieren, aber das wird es nicht immer spielen.

Stattdessen werden Tage kommen, in denen wir unterwegs und unter Leuten sind und in der Öffentlichkeit nicht die Möglichkeit haben, etwas in unser Heft zu schreiben oder das auch nicht wollen.

Erste Priorität hat die Vollständigkeit der Listen, nicht wie sie aussehen.

»Die Pariser Künstler am Montmartre haben früher auf Tischservietten gemalt«, erklärte mir Sophie, eine befreundete Ernährungsspezialistin unlängst. »Naja«, sagte sie und lachte, »wichtig ist ja auch das, was sie gemalt oder geschrieben haben, nicht in welcher Form. Ich rate meinen übergewichtigen Patienten, die Ernährungsprotokolle schreiben, immer einen kleinen Block für unterwegs mitzuhaben. Zum Beispiel Post-its. Die kann man nachher auch in das eigentliche Heft einkleben.«

Ich mag Sophies Idee mit den Post-its in der Handtasche, vor allem aber gefällt mir die Assoziation mit den Pariser Künstlern. Ich glaube, wir können uns gleich wie Picasso fühlen, wenn wir unsere Notizen, Zeichnungen und Kritzeleien auf Zettelchen machen. Ein Post-it-Block hat in der kleinsten Clutch Platz und kann entsprechend schnell herausgefischt werden, wenn wir einmal eine Minute Zeit dazwischen haben. Irgendwann muss man ja auch beim steifsten Dinner für kleine Essenslistenschreiber.

Sobald dann etwas mehr Zeit ist, können wir diese Zettelchen oder Picasso-Servietten ja in unser Heft oder Buch einkleben. Nur eines geht nie, nie, nie: dass wir sie vernachlässigen. Nie.

In diesem Sinne können wir jetzt beginnen, kiloweise Papier zu füllen.

Frage Nummer 1: Was essen wir?

Während einer längeren, übergewichtigen Phase probierte ich selbst alles Mögliche aus, um mich beim Abnehmen zu unterstützen. Unter anderem schrieb ich penibel auf, was ich alles so untertags aß.

Theoretisch war das eine gute Übung. Es leuchtete mir ein, mein Verhalten zu dokumentieren, man lügt sich ja so leicht und gern in die eigene Tasche. In der Praxis war diese Schreiberei dann aber sehr deprimierend für mich. Es machte mich einfach fertig, mir ständig meine diversen Ess-Gelage ansehen zu müssen. Es war zermürbend, sämtliche doppelten Portionen Abendessen, alle Schokoladenriegel am Heimweg vom Supermarkt und jedes Walnuss-Eis um Mitternacht im Bett auch noch schwarz auf weiß da stehen zu haben. Oder noch weit Peinlicheres.

Hin und wieder kam es nämlich auch vor, dass ich Freunde zum Abendessen einlud und wir einen wirklich supernetten Abend verbrachten, den ich damit beendete, dass ich beim Einräumen des Geschirrspülers die Bonbonniere aufraß, die sie als Gastgeschenk mitgebracht hatten. Einfach damit sie weg war und nicht am nächsten Tag die Pläne für meine zukünftige Diät durchkreuzen könnte.

Regelmäßig naschte ich schon beim Kochen, weil ich mich einfach nicht mehr beherrschen konnte.

Immer wieder konnte ich meine Finger nicht von der Nutella oder der hausgemachten Marmelade (so gesund, weil Bio-Obst) lassen.

Man kann nicht sagen, dass das glorreiche Momente gewesen wären. Es war schrecklich, sie nicht zu vergessen und zu verdrängen, sondern sie sogar noch niederzuschreiben und festzuhalten. An sehr schlimmen Tagen konnte das zum Beispiel so aussehen:

Frühstück:
2 Cappuccino
2 Stück Baguette mit Nutella

Vormittag:
1 Cappuccino
3 Ferrero Rocher
2 Bananen
2 Esslöffel Nutella
½ Liter Orangensaft

Mittagessen:
2 Portionen Lasagne
1 Schokoladenpudding
1 Espresso

Nachmittag:
1 Mars
2 Brioche mit Nutella
3 Esslöffel Nutella
½ Liter Orangensaft

Abendessen:
2 Stück Schwarzbrot mit Butter und Räucherlachs
1 Mars

1 Snickers
2 Gläser Rotwein

21:00
1 Cappuccino
2 Brioche mit Nutella

23:00
Restliche Lasagne (ca. ½ Portion)
1 kleine Tafel Schokolade Vollmilch/ganze Haselnüsse

Für diese Verpflegung hätte man mehrere Arbeiter einer Kakaoplantage beschäftigen können. Vitamine und Proteine dagegen hatten sich kaum auf meine Speisekarte verirrt.

Was ich damals noch nicht begriffen habe, ist die Wichtigkeit, den Ist-Zustand zu erfassen. Wenn wir etwas ändern wollen an unserem Leben, an unserer Ernährung, an unserem Verhalten, müssen wir zunächst einmal den Status Quo erfassen. Aus dem einfachen Grund, weil wir sonst nicht wissen, wo genau die Probleme liegen.

Wir machen Inventur. Ohne zu schummeln, zu verdrängen, zu vertuschen oder zu beschönigen.

Wir befinden uns auf Level 1, im Monat der Dokumentation. Die Aufgabe dieses Monats ist der Erfassung unseres Essverhaltens gewidmet, so peinlich es uns in dem Moment auch sein mag, alles aufzulisten, was wir verschlungen haben. Mir sind diese Listen damals immer wie Mahnmale vorgekommen. Wir könnten sie auch als gute Freunde sehen. Das klingt vielleicht absurd, aber der Gedankengang ist nicht ganz abwegig. Die guten Freunde sind ja genau die unter den übrigen Bekannten, die uns die Wahrheit sagen, uns das vor Augen führen, was wir nicht sehen wollen.

Um sich auch selbst ein guter Freund zu sein, hilft es, diese Aufzeichnungen möglichst emotionslos und sachlich zu betrachten. Ganz gleich wie furchtbar diese Listen wirken mögen, wir müssen uns nicht schämen oder uns vor uns selber schrecken. Wir brauchen uns weder schlecht noch schäbig vorkommen, immerhin sind wir gerade dabei, die Dinge zu ändern.

Schreiben wir also jeden Bissen auf, der uns zwischen die Zähne kommt, vom edlen Gourmet-Menü bis zur allergrößten kulinarischen Peinlichkeit.

Wir dokumentieren die drei Bier zu den Koteletts beim Grillen samt der Riesenportion Ketchup.

Wir halten fest, dass wir über den Tag hinweg die große Dreihundert-Gramm-Tafel Schokolade aufgefuttert haben, auch wenn wir gar nicht vorgehabt haben, sie zu kaufen und sie nur genommen haben, weil sie gerade im Angebot gewesen ist.

Wir notieren, dass wir die drei neuen Magnum-Sorten nicht nur einmal probiert haben (um den neuen Geschmack zu testen wie Restaurantkritiker), sondern an vier aufeinander folgenden Tagen jeweils alle drei vernichtet haben.

Wir vergessen nicht das gesunde Kebab mit so viel Gemüse drin und den Schokoriegel und den Orangensaft vom Automaten am Bahnsteig.

Wir listen das, eh schon nicht kleine, Wiener Schnitzel auf plus das halbe, das von einem der Kinder übrig geblieben ist, so was wirft man ja nicht weg.

Wir verheimlichen uns weder die zwei Becher Glühwein noch die Erdbeerbowle und die fünfzehn Grissinis dazu. Das ist nicht schön. Das braucht Mut. Das ist der erste Schritt zur Besserung.
Die Idee dahinter ist eine Änderung unserer Verhaltensmuster. Wir sind schon auf dem Weg dorthin, auch wenn das noch überhaupt nicht unser Thema ist.
Wir sind jetzt auf Level 1. Aber damit wir später, in einem höheren Level, irgendetwas verändern können, müssen wir zuerst einmal wissen, was wir überhaupt ändern wollen. Das alles geht nur stufenweise, genau wie bei einem Computerspiel, wo wir ein Level nach dem anderen knacken und das nächste erreichen.
Keiner von uns kann sich von einem Tag auf den anderen in einen komplett anderen Menschen verwandeln. Das wissen wir, seit es Bridget Jones in Schokolade zum Frühstück versucht hat. Auf der Liste ihrer Neujahrsvorsätze zu Beginn des Buchs fand sich zum Beispiel:

Was ich nicht mehr tun werde:
- Rauchen
- Mehr ausgeben als ich verdiene
- Mich über Männer aufregen
- Hinter ihrem Rücken über andere Menschen herziehen

Was ich tun werde:
- Oberschenkelumfang mit Hilfe von Anti-Zellulitisdiät um acht Zentimeter reduzieren
- Sämtliches überflüssiges Zeug aus der Wohnung schaffen
- Beruflich aufsteigen

- Geld in Form von Ersparnissen anlegen, Rentenversicherung abschließen
- Nicht jeden Abend ausgehen, sondern zuhause bleiben, gute Bücher lesen und klassische Musik hören
- Dreimal in der Woche ins Fitnessstudio gehen, und zwar nicht nur um ein Sandwich zu essen

Ich kann mich nicht erinnern, dass sie irgendwas davon verwirklicht hat, und zwar nicht, weil sie Bridget Jones ist, eine Frau mit viel Herz und wenig Disziplin, sondern weil sie sich nicht über Nacht zu dem umbauen lässt, was sie für perfekt hält.

Wer gern eine vierfache Eierspeise mit Speck und einer Buttersemmel isst, wird in der Früh auch nicht aus dem Bett kriechen und eine Karotte und grünen Tee für das beste Frühstück aller Zeiten halten.

Das liegt allerdings weniger an den Karotten und dem grünen Tee als an unserem Gehirn. Es speichert sämtliche unserer täglichen, regelmäßigen Verhaltensweisen in den sogenannten Basalganglien ab. Je länger die Muster dort archiviert sind, desto schwieriger ist es, sie loszuwerden. Schlimmer. Verhaltensmuster kann man nicht mit einem Klick löschen wie eine Datei. Auf einen Klick geht verhaltenstechnisch überhaupt nichts. Wir können die Muster nur mit einem neuen Verhalten überspielen.

Um eine neue Tätigkeit zu lernen, müssen wir sie zunächst bewusst üben. Vergleichen wir das ganze einmal mit dem Autofahren. Solange wir noch hintereinander darüber nachdenken, dass wir jetzt auf die Kupplung steigen, einen anderen Gang einlegen und die Kupplung loslassen müssen, während wir in den Rückspiegel schauen und den Scheibenwischer einschalten, sind wir noch im Übungsmodus. Sobald wir all das automatisch, also ohne einzeln darüber nachzudenken, machen können, wissen wir: Das Gehirn hat die Tätigkeit in den Basalganglien gespeichert.

Ab jetzt können wir lenken, schalten, bremsen, Musik hören, telefonieren und rauchen gleichzeitig. Wir denken nicht mehr ans Autofahren. Das haben die Basalganglien übernommen.

Was für ein herrlicher Moment. Die Sache funktioniert nicht nur im Auto, sondern auch beim Essen.

Essverhalten oder Lebensstil zu ändern, läuft nach demselben Prinzip ab. Wir üben ein neues Verhalten solange, bis es in den Basalganglien gespeichert ist und automatisch abläuft.

Das neue Verhalten können wir allerdings nur üben, wenn wir wissen, wie es sich vom alten unterscheiden soll. Was wir essen, ist also nicht die einzige Frage, die sich da stellt. Wir müssen auch wissen in welchen Situationen, mit welchen Emotionen und in welcher Atmosphäre wir was essen. Sind die Süßigkeiten abends das Problem oder können wir uns bei den Zwischenmahlzeiten nicht beherrschen? Kommen wir an keinem McDonald's vorbei oder ist der Eisverkäufer der Verführer?

Schreiben wir's auf.

Frage Nummer 2: Warum essen wir?

Meine Freundin Meggie kommt aus Thailand und führt ein thailändisches Restaurant in Tirol. Ungefähr einmal pro Monat veranstaltet sie dort auch Kochkurse oder Seminare. Diese Tage sind besonders anstrengend für sie, weil sie sich nach den Kursen untertags nicht ausruhen kann, da beginnt nämlich dann erst das normale Restaurant-Geschäft.

»Ich liebe meinen Job«, erzählte mir Meggie einmal beim Brunch, »aber er bringt einen Stress mit sich, mit dem ich manchmal sehr schlecht umgehen kann. Ich funktioniere den ganzen Tag und es macht mir ja auch Spaß, diese Kurse zu leiten, aber dann fehlt mir die Kraft, den Laden auch am Abend noch zu schmeißen.«

Ich versicherte ihr, dass ich mir das gut vorstellen könne. Vermutlich würde es niemandem anders gehen.

»Aber dann«, erzählte sie weiter, »gibt es diese Phasen nach ein Uhr nachts, wenn das Personal heimgegangen und alles geputzt ist, wenn ich die Abrechnung mache. Dann fällt auf einmal der ganze Stress von mir ab und ich habe nur mehr das Gefühl, mich belohnen zu müssen.«

In diesen Momenten mitten in der Nacht plündert Meggie regelmäßig den Kühlschrank. Allein von Berufs wegen kennt sie sich wirklich gut mit Ernährung und den Bestandteilen von Lebensmitteln aus. Sie weiß ganz genau, dass es alles andere als gut für ihren Körper ist, sich zu dieser Zeit noch den halben Tagesbedarf an Kalorien einzuwerfen.

»Essen kann auch wie ein Medikament oder eine Droge sein«, sagte sie, »es ist eine sehr schnelle Möglichkeit, herunterzukommen vom Stresslevel und sich gleichzeitig zu belohnen.«

Meggies Geschichte ist nur insofern ein Einzelfall, weil nicht jeder ein thailändisches Restaurant in Tirol führt. Ansonsten sind wir alle wohl hin und wieder Meggies: In vielen Fällen essen wir nicht, weil wir Hunger haben. Wir essen aus Langeweile, um die Zeit mit dem Löffel totzuschlagen. Wir essen, um uns zu beruhigen, wenn wir uns über den Chef aufgeregt oder auch nur keinen Parkplatz gefunden haben. Wir essen, um uns zu trösten, weil sonst gerade keiner da ist, der es tut. Wir essen aus Höflichkeit, weil uns jemand etwas Süßes mitgebracht hat. Wir essen aus sozialen Gründen mit den Kindern mit, obwohl wir eigentlich gar keinen Hunger haben. Wir essen am Abend mit dem Partner, weil wir den ganzen Tag keine Möglichkeit hatten, Zeit miteinander zu verbringen.

Marions Freundin Emily hat eine Leidenschaft für Hundeausstellungen. Sie züchtet auch selbst eine kleine Hunderasse und fährt mit ihrem Rudel immer wieder zu Ausstellungen. Am Tag der Veranstaltung ist es oft für sie schwierig, etwas Vernünftiges zu essen. Zum Teil, weil sie viel zu tun hat, zum Teil, weil es an den meisten Ausstellungsorten nur ein paar lausige Imbissbuden gibt.

Marion, die Emily manchmal mit ihren Kindern auf den Ausstellungen besuchte, brachte dann einfach das Mittagessen mit. Vorspeisen, Brot, Wurstplatten, Pasteten und als Nachspeise dann noch jede Menge Käse und Kuchen. Zu trinken gab es Aperitif, Wein und Bier. »Ich habe alles liebevoll zubereitet, so gut es eben auf einer Hundeausstellung möglich ist, ich dachte, wir könnten uns eine gemütliche Mittagspause machen«, erzählte mir Marion, »aber meistens war es so, dass die Kinder und ich kräftig zulangten, Emily aber nur einen Schluck Wasser trank und fast nichts aß. Ich dachte, es ist ihr vielleicht zu stressig, weil sie sich konzentrieren musste, oder es schmeckt ihr einfach nicht. Sie hat immer nur gesagt, sie habe heute keinen Hunger.«

Emily wiegt gute 120 Kilo. Dieses Gewicht würde sie nicht beibehalten können, wenn sie immer nur so wenig essen würde wie in der Öffentlichkeit einer Ausstellung. Marion konnte sich keinen Reim auf die Zurückhaltung ihrer Freundin machen. Bis sie eines Tages bei Emily zuhause zum Abendessen eingeladen war.

Das Essen war gut. Es gab Suppe und Salate als Vorspeise, Rindsbraten mit Pappardelle und zum Abschluss Schokokuchen mit Erdbeeren. Alle langten mit Appetit zu, alle bis auf Emily. »Sie hat an ihrem grünen Salat herumgekaut wie ein Wiederkäuer, es war echt eigenartig«, erzählte Marion, die sich mit ihren Kindern bald verabschiedete. Auf der Heimfahrt bemerkte sie, dass ihre Tochter Berli ihr Stofftier bei Emily vergessen hatte. »Das gab natürlich ein Drama im Auto, also bin ich zurückgefahren und habe noch einmal bei Emily angeklopft.«

Emilys Mann Peter öffnete. Während Marion ihm das Problem mit dem Stofftier erkläre, sah sie vom Vorraum aus in die Küche, wo Emily vor dem offenen Kühlschrank stand. In der einen Hand hatte sie eine offene Chipstüte, und mit der zweiten stopfte sie alles bunt gemischt und direkt aus dem Eiskasten in sich hinein: Fleisch, Käse, Nudelsalat. »Da war mir alles klar. Sie wollte nicht vor uns essen, es dürfte ihr peinlich gewesen sein.«

Übergewichtige Menschen haben oft Scheu, in Gesellschaft zu essen. Sie beherrschen sich und essen, wenn sie alleine sind oder sie sich nicht beobachtet fühlen. Schlanke Menschen können sich das vielleicht nicht vorstellen und fragen sich nach dem Grund. Menschen mit Gewichtsproblemen kennen ihn.

Essen kann für Übergewichtige Angst vor Kritik bedeuten und deshalb sehr schambesetzt sein. Sie schämen sich für ihr Gewicht genauso wie dafür, dass sie in diesem Zustand überhaupt noch was essen. Emily dürfte diese Sorge haben. Sie befürchtet, dass sie von ihrer Umgebung schräg angeschaut wird, wenn sie sich trotz ihres Übergewichts eine Ladung Bratwürste oder den Rindsbraten gönnt.

Heimlich zu essen schützt Emily vor vielen fragenden Blicken und seien es nur die, die sie sich einbildet. Gerade Übergewichtige möchten den direkten oder indirekten Vorwürfen der Umgebung entkommen. Sie verstecken sich beim Essen, um sich nicht dem auszusetzen, was sie sich selbst vermutlich am meisten vorwerfen.

Eine Einstellung, die lange Schatten wirft.

Wenn wir heimlich essen, entgeht uns sehr viel an sozialem Miteinander: das Frühstücken im Bett zu zweit, ein Mittagessen mit Arbeitskollegen, die gemeinsamen Abendessen mit der Familie, dem Partner oder Freunden, das gemeinsame Kochen, Kaffee und Kuchen mit den Freundinnen. All das, was uns erwiesenermaßen glücklich macht, findet gar nicht mehr oder nur mit schlechtem Gewissen statt und schlechtes Gewissen ist eine üble Beilage im Menü des Lebens.

Sozialpsychologen können erklären warum. Prinzipiell wollen wir alle ein positives Selbstbild von uns haben. Wenn wir nun Dinge heimlich machen, verbergen wir etwas vor anderen. Futtern wir eine halbe Torte heimlich im Bett, obwohl wir vor anderen den Salatesser spielen, entsteht im Gehirn ein Konflikt zwischen dem positiven Selbstbild, das wir gerne von uns hätten, und der Wirklichkeit mit dem täglichen Rendezvous mit dem Kühlschrank um elf Uhr nachts. Die Folge davon: Wir beginnen das heimliche Essen zu verdrängen. Prompt beginnt der Teufelskreis. Laut psychologischen Studien bleiben diese Geheimnisse nämlich besonders lange im Gedächtnis gespeichert. Ausgerechnet an die verschwiegenen Gedanken erinnern wir uns immer und immer wieder, dadurch geraten wir schnell in einen Kreislauf aus Versuchung zwischen dem heimlichen Essen und dem schlechten Gewissen, und dadurch wiederum können wir uns und unsere Gedanken immer weniger und weniger kontrollieren.

Womit wir wieder bei unserem Essensprotokoll wären. Um es so zu führen, dass es tatsächlich einen Sinn hat, ist es wichtig, auch diese Gefühle zu erfassen:

Wie fühle ich mich während des Essens?

Kann ich meine Mahlzeit genießen?

Fühle ich mich wohl und aufgenommen?

Fühle ich mich beachtet?

Hoffe ich, dass mich bloß niemand ertappt?

Habe ich Schuldgefühle oder Wut?

Schäme ich mich?

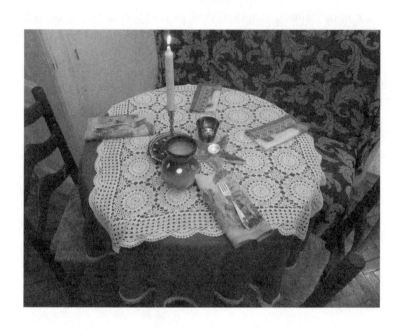

Frage Nummer 3: Wie essen wir?

Es geht dabei nicht um Tischmanieren. Ob wir das Dessert mit der Salatgabel gegessen haben, bringt im Slow Slim-Spiel keinen Level-Verlust. Das Wie fasst nur zusammen, ob wir bei unseren Mahlzeiten alles getan haben, um das Essen zu einem Genuss, einem Vergnügen, in jedem Fall aber zur Hauptsache zu machen.

Haben wir alleine oder in Gesellschaft gegessen?

Haben wir uns ganz auf das Essen konzentriert oder nebenbei telefoniert, mit dem Handy gespielt, Zeitung gelesen oder die Hände für etwas anderes gebraucht, als das Besteck zu halten?

Haben wir geschmeckt was wir essen?

Wie viel Zeit haben wir uns genommen, um den Tisch vorzubereiten?

Wie hat der Esstisch ausgesehen?

Haben wir zwischen Bergen von Rechnungen und Erledigungen gegessen? Neben dem Computer? Im Stehen in der Küche? Im Auto? Oder auf der Straße im Gehen?

Haben wir schon gegessen, während wir noch gekocht haben?

Haben wir die Pralinen schnell zwischendurch genascht oder in Ruhe in der Badewanne?

Welches Geschirr haben wir für das Frühstück benützt?

Noch genügt es, das alles nur zu beobachten und zu dokumentieren. Wir sind noch immer auf Level 1, Fleißaufgaben müssen nicht sein. Niemand soll sich schlecht oder schuldig fühlen, wenn er in der Einkaufsstraße einen Hotdog im Gehen braucht oder in der Arbeit am Schreibtisch über den Tag verteilt eine Packung Gummibären isst. Sofern sich auch das auf dem Essensplan findet, ist die Welt ganz in Ordnung.

Marion war vor zwei Jahren auf einem neurochirurgischen Kongress in Polen, weit weg von der nächsten Stadt, in einem Seminarhotel mitten in der Natur. Es war April, alles war grün, der Kongress war spannend und die Landschaft rundherum ein Traum.

»Aber weißt du, was das Tollste war?«, hat mir Marion nach ihrer Rückkehr gemailt und gleich die Antwort dazugeschrieben: »Es war der Grillabend. Sie hatten im Garten des Hotels einen Teil überdacht und dort für alle Kongressteilnehmer die Tische gedeckt. Alles in Weiß. Weiße Tischtücher, weiße Blumen, weiße Kerzen, wunderschön und an den Seiten lange Buffettische mit Beilagen, Salaten und den Desserts. Dazwischen brannten Fackeln.« Mir lief schon beim Lesen das Wasser im Mund zusammen.

»Als Vorspeise haben sie eine regionale Spezialität gemacht«, schrieb Marion weiter, »eine Pilzsuppe, die in einer kleinen Halbkugel aus Brot serviert wurde, unglaublich war das. Und erst die Grillspeisen, wirklich beeindruckend, Berge von Steaks, Würsten, und Blutwürsten, gegrilltes Gemüse, unglaublich, welches Festessen die aus einem ganz normalen Grillbuffet gemacht haben und dann noch in diesem wunderschönen Ambiente. Das war ein absolut unvergessliches Erlebnis für mich!«

Es gibt ein Sprichwort für das Phänomen: Das Auge isst mit.

Als ich vorigen Sommer in Italien war, gab es eine Kaltfront über mehrere Tage in Norditalien und Österreich. Am Nachmittag hatte es zu regnen aufgehört, aber das Meer war noch sehr stürmisch und es war noch zu kalt zum Schwimmen. Ich wollte die Atmosphäre auf der Terrasse genießen, den Blick auf die Bucht und die wilden Wellen. Ich machte mir also einen großen Cappuccino und setzte mich damit vors Haus.

Ich würde gerne schreiben, dass ich eine hochwertige dunkle Schokolade dazu gegessen habe, mindestens 70 Prozent Kakaoanteil, und dass mir nur zwei kleine Stücke davon gereicht haben, wie das die Ernährungs-Streber gerne von sich behaupten. Oder dass ich mir nur ein Mini-Törtchen aus der Patisserie geholt habe oder mit einer Kakaomandel vollkommen glücklich war.

Nein, ich habe ein fettes Snickers gegessen und ich habe es vom ersten Biss bis zum letzten Schokokrümel genossen. Plötzlich war es zu einem Gourmet-Menü geworden. Vorspeise: der Blick auf das Meer. Erster Gang: die immer noch wilden Wellen. Zwischengang: die frische, klare Luft. Wie eine edle Weinbegleitung dazu der heiße Kaffee. Nachspeise: die picksüße Schokolade. Es war zu schön, um jetzt die Nase über den Nährwert des Snickers zu rümpfen.

Das Rundherum kann das einfachste Mahl zu einer Köstlichkeit machen. Ein Rollmops aus dem Glas auf Zeitungspapier in einer Wiese kann in der richtigen Gesellschaft ein

Dinner sein. Oder man hat Pech und kommt an jemanden wie Thomas, den Mann meiner Freundin Franziska.

»Ich hatte wieder einen üblen Streit mit ihm«, erzählte sie mir unlängst bei einem Glas Wein. »Ich glaube, wir passen einfach nicht zusammen, wir sind zu unterschiedlich. Diesmal ging es wieder um die Sache mit dem Frühstück.«

Franziska war es seit ihrer Kindheit gewohnt, ausgiebig zu frühstücken. Ihre Mutter hat sich immer sehr darum gekümmert, nie ging sie ohne etwas Anständiges im Magen in die Schule, und an den Wochenenden gab es ausgedehnte Brunchs mit vielen Köstlichkeiten aus dem Feinkostladen des kleinen Ortes, wo sie wohnten. Da bog sich der Tisch unter Baguettes und mehreren Arten Gebäck, Schinken und etlichen Wurst- und Käsesorten. Sogar Brioches backte die Mutter selbst für den Sonntagmorgen.

Franziskas Mann Thomas ist es dagegen seit Jahren gewöhnt, auf dem Weg in die Arbeit zu frühstücken. Ein Coffee-to-go und ein Donut ist für ihn Frühstück genug, Franziskas Kult um das erste Essen am Tag kann er absolut nicht verstehen.

»Es war am Samstag«, beklagte sich Franziska weiter, »und wir hatten nichts Besonderes vor. Ich hatte eingekauft für ein tolles Frühstück und wollte es uns schön gemütlich machen. Weißt du, was er gemacht hat? Schon während dem Essen ist er wie auf Nadeln gesessen, hat seinen Cappuccino hinuntergekippt und schnell ein kleines Brötchen gegessen. Dann ist er aufgesprungen und davongelaufen, er müsse noch irgendwas besorgen für den Computer. Ich kann's noch immer nicht glauben. Er hat mich einfach allein sitzen lassen mit meinen ganzen Delikatessen. Ich habe mich so geärgert, der hat mir das ganze Frühstück verhaut mit seiner idiotischen Hektik. Ich könnte ihn auf den Mond schießen!«

Es sind also nicht nur die Geschmackspapillen ausschlaggebend dafür, ob einem ein Essen schmeckt oder nicht. Wenn es schön aussieht, gut riecht, wenn schöne Musik dazu serviert wird oder jemand mitisst, den man mag, genießen wir selbst den kleinsten Snack, den wir sonst hinuntergeschlungen hätten, ohne ihn wirklich zu bemerken.

Umgekehrt hilft eine noch so liebevoll ausgesuchte Mahlzeit nichts, wenn jemand die Atmosphäre vergiftet oder uns sonst wie ins Essen spuckt.

Wie wir essen, macht eine Mahlzeit zum Gesamtergebnis.

Frage Nummer 4: Wiegen oder nicht wiegen?

Um es gleich klarzustellen: Zu Level 1 im Slow Slim-Programm gehört auch, dass wir einmal am Tag auf die Waage steigen. Das Gewicht gehört von Anfang an zur Dokumentation. Am besten wiegen wir uns täglich ungefähr um dieselbe Zeit, im Idealfall morgens nach dem Toilettengang und vor dem Frühstück. So viel zur Praxis.

Der Hintergrund ist folgender.

Der Sinn des täglichen Wiegens liegt darin, dass wir unseren Körper und dessen Reaktion auf bestimmte Speisen und Verhalten besser kennen lernen.

Alle nächtlichen Essgelage machen sich sehr schnell auf der Waage bemerkbar. Wenn wir zum Beispiel am Abend kurz vor Mitternacht noch eine Fertigpizza aus der Tiefkühltruhe essen, lagert unser Körper durch das darin enthaltene Salz viel Wasser ein. Das sehen wir, wenn wir in der Früh auf die Waage steigen.

Umgekehrt werden uns auch die positiven Effekte nicht entgehen, wenn wir an einem Tag weniger, leichter oder früher essen, und sei es nur deshalb, weil wir beim Fernsehen eingeschlafen sind.

Die Waage ist also der Richter über das, was wir für eine Sünde halten. Sie ist kein Wächter, der uns gleich einmal in der Früh so schrecken soll, dass wir den ganzen Tag brav spuren. So funktioniert Slim Slow nicht, schon gar nicht im ersten Level.

Die Waage dient dazu, uns besser kennenzulernen. Sie ist unser Berichterstatter, der für uns den Zusammenhang herstellt zwischen dem, was wir am Vortag gegessen und gemacht haben und dem aktuellen Körpergewicht. Sie zeigt uns Ursache und Wirkung und sorgt dafür, dass wir dieses Verhältnis immer besser verstehen.

Natürlich gibt es monatliche Schwankungen. An den Tagen vor der Menstruation wiegen wir naturgemäß mehr. Nach Feiertagen, Festen und Urlauben wird die Waage mehr anzeigen, nach Krankheiten und Infekten weniger.

In Studien zum täglichen Wiegen wurden die Versuchsteilnehmer in zwei Gruppen geteilt, die dann miteinander verglichen wurden. Die Versuchsgruppe hat ein Jahr lang nichts an ihrer Ernährung verändert, sich aber täglich abgewogen. Die Kontrollgruppe behielt ebenfalls ihre Ernährung unverändert bei, hat ihr Gewicht aber nur unregelmäßig gemessen.

Nach einem Jahr hatten die Teilnehmer der ersten Gruppe durchschnittlich zehn Prozent ihres Körpergewichts verloren, und das ohne bewusst irgendwie anders gegessen zu haben. Das Gewicht der Personen in der Kontrollgruppe war unverändert.

Die Forscher spekulierten, dass durch das tägliche Abwiegen ein besseres Körpergefühl bei den Versuchspersonen entstanden war. Außerdem könne man, wenn die Waage mehr anzeigt, schneller reagieren und am nächsten Tag weniger essen.

Slow Slim hält es mit den Versuchsteilnehmern der ersten Gruppe. Auch wir wollen ein besseres Körpergefühl bekommen. Übrigens, ein Tipp für alle, die sich immer noch scheuen, sich das Gewicht, von dem sie herunterkommen wollen, auch noch täglich anschauen zu müssen: Lassen wir uns die Chance nicht entgehen, lange werden wir diese Zahlen nicht mehr sehen.

MONAT 2
Level 2
Zeit zum Schlafen

Schlafen können wir, wenn wir dünn sind.
Na, dann: im nächsten Leben.

Guten Tag auf Level 2. Eigentlich sollten wir ja sagen: gute Nacht, denn in diesem zweiten Monat unseres Slow Slim-Spiels geht es ums Schlafen.

Ist einmal was anderes, nicht? Im ersten Monat dürfen wir weiter genauso reinhauen, wie wir es vorher gemacht haben, sofern wir es nur irgendwo aufschreiben. Diesen Monat ist immer noch keine Rede von Verzicht oder Kalorienzählen, die Lektion lautet bloß, wie wir uns richtig aufs Ohr hauen? Was, wird sich der eine oder die andere fragen, gibt's da groß zu lernen?

Auf Level 2 üben wir, ausreichend zu schlafen, abends früher ins Bett zu gehen und ein Mittagsschläfchen zu halten. Für die meisten klingt das vermutlich ebenso großartig wie einfach. Ganz so leicht wird es allerdings nicht werden. Was wir täglich machen, indem wir nur die Augen schließen, ist für den Körper nämlich ein komplexer Ablauf.

Wir werden erfahren, wozu der Schlaf da ist, was im Schlaf alles passiert, warum wir ohne Schlaf nicht auskommen und dass wir nur mit genügend Schlaf abnehmen können. Keine Angst, wir sind immer noch im selben Buch, wir kümmern uns immer noch darum, ein für allemal unsere überschüssigen Kilos loszuwerden.

Es ist nur so:

Nehmen wir uns nicht genug Zeit zum Schlafen, brauchen wir das Unternehmen Gewichtsverlust nicht einmal anzudenken. Deshalb werden wir einen ganz neuen Zugang zum Schlafen erlernen. In diesem Sinne, gute Nacht.

Nehmen wir einmal an, wir treffen Mutter Natur. Einen wunderschönen Morgen, sagt sie, gut ausgeschlafen? Naja, sagen wir, heute bin ich ziemlich schwer aus dem Bett gekommen. Warum denn?, fragt Mutter Natur, ich habe es doch so eingerichtet, dass der Körper sich in der Nacht erholt, regeneriert, Kraft schöpft. Ich bin erst um zwei schlafen gegangen, sagen wir. Warum denn?, fragt Mutter Natur, wenn das mein Plan gewesen wäre, hätte ich die Nacht nicht dunkel gemacht. Ich hatte noch so viel zu tun, sagen wir, und dann habe ich mich bis drei herumgewälzt. Warum denn?, fragt Mutter Natur, ich habe doch den Tag lang genug gemacht. Ich bin trotzdem erst um Mitternacht zum Essen gekommen, sagen wir. Warum denn?, fragt Mutter Natur, ich habe die Organe im Körper doch nicht auf Essen in der Nacht programmiert. Ich hatte vorher keine Zeit, sagen wir. Keine Zeit?«, fragt Mutter Natur. Auf einmal fühlt sie sich unverstanden und irgendwie so, als wäre sie es, die da etwas falsch gemacht hat.

Keine Zeit zu haben, ist unser Hauptargument für fast alles. Besonders für den Schlafmangel. Der Tag ist zu kurz, deshalb müssten wir bis nach Mitternacht noch die Tagesroutine abarbeiten. Untertags ist zu viel zu tun, deshalb müssen wir uns bis spät in die Nacht vor dem Fernseher entspannen. Den ganzen Tag über haben wir keine Ruhe, deshalb müssen wir die Grundsatzdebatten und Beziehungsdiskussionen am Abend führen. Was immer am Tag nicht erledigt werden kann, wird in die Abend- oder Nachtstunden gequetscht. Aus Zeitmangel. Angeblich.

Allerdings bedeutet für etwas keine Zeit zu haben nichts anderes als für etwas kein Interesse zu haben. Wenn wir uns einreden, keine Zeit zum Schlafen zu haben, sind uns in Wirklichkeit andere Dinge wichtiger.

Das Schlafbedürfnis ist von Mensch zu Mensch sehr unterschiedlich und teilweise genetisch vorbestimmt. Napoleon zum Beispiel benötigte nur vier Stunden Schlaf, während Albert Einstein elf Stunden brauchte, um fit zu sein. Die Forscher wären mit dem Mathematik-Genie zufriedener gewesen. Sie vermuten, dass in Europa durchschnittlich um zwei Stunden pro Nacht zu wenig geschlafen wird.

Für die Gesundheit ist das eine Katastrophe. Aus vielen Untersuchungen weiß man in der Medizin, dass zu wenig Schlaf das Risiko für Übergewicht und Diabetes dramatisch erhöht.

Eine neuseeländische Studie bei Kindern hatte gezeigt, dass jede tägliche zusätzliche Stunde Schlaf das Körpergewicht um ein Kilo verringerte. Durch ausreichend Schlaf konnte bei den Kindern das Risiko, später im Erwachsenenalter fettleibig zu werden, um 61 Prozent gesenkt werden.

Man kann es nicht oft genug sagen: Wenn wir nicht ausreichend schlafen, haben wir kaum eine Chance, unser Gewicht dauerhaft zu reduzieren.

Statussymbol Zeit

Das Berliner Meinungsforschungsinstitut diffferent hat zweitausend Deutsche online zu Statussymbolen befragt. Unter den Top Ten fanden sich körperliche Fitness und ein großer Freundeskreis, man sah es als vorzeigbar an, eine glückliche Ehe zu führen, mehrere Sprachen zu sprechen oder Kinder zu haben. Nur der Wunsch Wohneigentum zu besitzen, war mit Geld zu erfüllen. Es war das einzig materielle Statussymbol unter den ersten zehn.

Die Gewinnerin der Umfrage aber war eindeutig die Zeit. Sie ist uns das Wichtigste. Immer häufiger wird sie auch als das neue Statussymbol bezeichnet. Denn Zeithaben muss man sich leisten können.

Als ich unlängst in der Früh in die Arbeit gefahren bin, konnte der Bus nicht an der Haltestelle vor dem Krankenhaus stehen bleiben, weil dort ein Auto quer stand. Der Fahrer des Wagens war offenbar ausgestiegen, um mit dem Spitalsportier zu diskutieren. Gerade als er ohnehin wieder zurückkam und auch schon wieder in sein Auto stieg, stürmte eine Frau mit hochrotem Gesicht aus dem hinteren Teil des Busses nach vorne. Sie war vermutlich eine Krankenhausangestellte und es war nicht zu übersehen, wie zornig sie war. Wutentbrannt gestikulierte sie und brüllte durch die Frontscheibe des Busses: »Fahr weiter, G'schissener!«

Die Szene ist mir lange im Kopf geblieben. So ein winziges Vergehen, so eine überbordende Reaktion, dachte ich, eigentlich war doch gar nichts passiert. Oder doch?

Es war in den vergangenen Jahrzehnten passiert. Im Laufe dieser Zeit hat sich, wie die New York Times berichtet hat, das Leben um den Faktor 38 beschleunigt. Der Zorn, der Frau im Bus, fuhr gar nicht wirklich auf den Autofahrer nieder. Der Ausbruch zeigt eher unter welchem immensen Druck viele Menschen schon um acht in der Früh stehen. Das war der wahre Grund, sich dermaßen aufzuregen. Noch dazu über etwas, das im Moment durch nichts zu ändern war.

Wir wollen immer alles bar und sofort. Schnelles Essen, schnelle Transporte, schnelles Geld, schnelle Antworten, schnell abnehmen.

Es gibt kaum mehr Ruhephasen. Jeder Moment der Langeweile oder des Nichtstuns wird im Keim erstickt. Zeit muss möglichst effektiv genützt werden. Stunden einfach so verstreichen zu lassen, kommt in der Welt von heute nicht mehr vor. Selbst kleine Zeitlöcher von ein paar Minuten müssen wir stopfen, indem wir zumindest eine E-Mail oder eine SMS schreiben. Ganz pervers wird die Hetzjagd, zu der wir uns allesamt selber treiben, wenn Psychologen in Sachen Kindererziehung förmlich dazu aufrufen müssen, man möge es zulassen, dass den Kids doch bitte irgendwann auch einmal fad sein darf, weil es nämlich genau das sei, was die Kreativität fördere.

Kurz: Wir haben keine Zeit zum Nichtstun. Damit auch keine Zeit uns auszurasten, uns Ruhe zu gönnen, zu schlafen.

Schon 1973 hat Michael Ende in seinem Roman Momo von den grauen Männern, den Zeitdieben geschrieben, die alle Menschen dazu bringen wollen, Zeit zu sparen. Doch durch das Zeitsparen vergessen die Menschen, im Moment zu leben und werden um ihre Zeit betrogen. Wir können Zeit nicht wie

Geld auf einer Zeitsparkassa sparen. Ganz im Gegenteil. Je mehr wir versuchen, Zeit zu sparen, desto kürzer werden unsere Tage und Wochen.

Ich glaube, der erste Schritt um uns unsere Zeit zurückzuerobern, liegt darin, für unsere notwendigen Ruhe- und Schlafzeiten zu kämpfen.

Der Level 2 hat daher drei Missionen für uns parat, die wir ab heute zu üben beginnen:

Länger schlafen, zumindest acht Stunden

Früher schlafen, zwischen 22:00 und 00:00

Tages- und Nachtrhythmus anpassen, besser schlafen

Mission 1: länger schlafen

Forscher der Universität von Colorado haben für eine Schlaf-Studie sechzehn junge, gesunde Erwachsene untersucht. In den Schlafräumen konnten die Wissenschaftler den Stoffwechsel der Probanden genau aufzeichnen und das Licht regulieren. Während der ersten drei Tage durften alle Studienteilnehmer neun Stunden lang schlafen. Danach wurden sie in zwei Gruppen geteilt.

Fünf Tage lang durften alle in Gruppe eins weiterhin neun Stunden schlafen. Gruppe zwei musste mit nur mehr fünf Stunden Schlaf auskommen, die Teilnehmer wurden zwei Stunden früher geweckt und durften erst zwei Stunden später schlafen gehen als die erste Gruppe.

Was sie essen wollten, durften alle Probanden aus einer großen Auswahl selbst entscheiden. Nach fünf Tagen wurden die Gruppen getauscht.

Die Forscher fanden heraus, dass die Gruppe, die weniger schlief, durch die längeren Wachphasen durchschnittlich fünf Prozent mehr Energie verbrauchte. Allerdings konsumierten die Testpersonen auch um durchschnittlich sechs Prozent mehr Kalorien und nahmen dadurch während der Schlafmangelphase durchschnittlich fast ein Kilo zu.

In den meisten Fällen aßen die Versuchsteilnehmer in der Früh sehr wenig. Vermutlich waren sie übernächtigt und ihre inneren Uhren noch im Schlafmodus. Am Abend änderte sich das Verhalten. Spätabends wählten sie alle gerne kalorienreiche, fette und kohlenhydratreiche Lebensmittel, was natürlich die Gewichtszunahme begünstigte.

Die Forscher schlossen aus der Studie, dass der Schlafmangel selbst nicht zur Gewichtszunahme führt. Allerdings neigen Menschen, die zu wenig schlafen, dazu, mehr zu essen, als sie eigentlich brauchen und das auch noch am liebsten in den Abendstunden.

Ähnliche Studien hatten auch gezeigt, dass bei Menschen mit Schlafmangel oft das Hungerhormon Ghrelin erhöht ist, während das Sättigungshormon Leptin abfällt. Den Effekt kennen wir schon, und wir wissen, was das heißt. Viel Ghrelin und wenig Leptin bewirken ein ständiges Hungergefühl. Es ist die Art, wie uns der Steinzeit-Körper darauf aufmerksam macht, dass wir nicht ausreichend schlafen. Wenn wir also abnehmen wollen, haben wir jetzt zwei Möglichkeiten.

Erstens wir überhören den Zapfenstreich und bleiben auf. Dann werden wir fett bleiben.

Zweitens wir hören auf das Sandmännchen in unserem Organismus und legen uns beizeiten nieder. Dann haben wir eine Chance, schlank zu werden und es auch zu bleiben.

Diese Nachricht muss sich vermutlich einmal setzen. Dass wir den Schlaf mit auf die Waage werfen müssen, damit sie weniger Gewicht anzeigt, ist zwar wissenschaftlich kein Geheimnis. Allgemein bekannt ist es aber auch nicht. Vermutlich arbeitet jetzt schon die Kreativabteilung im Gehirn auf Hochtouren, um Ausreden zu produzieren, die uns stichhaltig genug erscheinen, um die Schlafklausel im Pakt gegen zu viele Kilos zu umgehen. Der Tag hat ja immer noch nicht mehr als vierundzwanzig Stunden und die Arbeit ist immer noch nicht weniger geworden.

Stimmt.

Aber keine Ausrede ändert etwas an der Notwendigkeit von ausreichend Schlaf. Wenn uns die Zeit dafür fehlt, müssen wir sie freischaufeln. Basta.

»Meine Schwester ist wirklich eine blöde Kuh«, beschwerte sich meine Freundin Anja vor ein paar Monaten bei mir. Wir waren gerade dabei, den Playmobil-Ponyhof aufzubauen, den ihre vierjährige Tochter zum Geburtstag bekommen hatte und die Feststellung kam etwas unvermittelt. »Ich kann diese ständige Kritik wirklich nicht mehr hören«, sagte Anja, als wäre die Sache damit klar.

Ich wusste, dass Anja eine sehr gute Beziehung zu ihrer Schwester hatte, dass sie einander vertrauten und sich alles erzählen konnten. Wenn Anjas Schwester Kritik übte, wird höchstwahrscheinlich etwas Wahres dran sein. Ich beschloss, zu warten, bis Anja selbst mit dieser Wahrheit herausrückte. Wir drehten schweigend rote Schrauben mit dem

Playmobil-Schraubenzieher in die Stallwände, bis Anja soweit war.

»Letztens war sie zu Besuch bei mir und hat mich doch glatt gefragt, warum ich überhaupt so eine große Wohnung habe, wenn ich sowieso alles nur im Bett mache?«

Ich hatte inzwischen die fehlende vierte rote Schraube gefunden, unterdrückte ein Schmunzeln und antwortete, während ich schraubte: »Na ja, ganz falsch ist das ja auch nicht. Soweit ich weiß, schreibst du am Computer im Bett. Du liegst jedes Mal im Bett, wenn wir telefonieren. Ich meine, das mache ich auch gerne, ist ja recht gemütlich. Was soll denn so schlimm daran sein?«

Die Frage blieb eine Zeitlang in der Luft hängen. Was ich nämlich noch nicht wusste, waren Anjas Einschlafstörungen, die sie in den vergangenen Monaten plagten. Sie hatte außerdem ein paar Kilos zugenommen. Eigentlich habe sie, kam es nach und nach heraus, bei all ihrem Stress gar keine Entspannungsphasen mehr.

Anja ist freiberufliche Medizinschriftstellerin. Immer gab es irgendeine Deadline, die gerade anstand, oder einen Kongress, den sie nicht versäumen wollte. Ihre Schwester hatte offensichtlich einen sehr wunden Punkt getroffen.

Inzwischen hatten wir schon die Futtertröge für die Boxen eingebaut und waren mit dem Koppelzaun für die Ponys beschäftigt.

»Ich kann mich im Schlafzimmer irgendwie nicht mehr entspannen«, erzählte Anja weiter. »Irgendwas stresst mich, es ist nicht mehr gemütlich dort.«

Wir gingen in die Küche, um uns noch mit etwas Glühwein zu stärken für den bevorstehenden Aufbau des Koppelzauns.

»Schau es dir selber an«, sagte Anja und bog auf dem Rückweg zu den Ponys im Wohnzimmer nach links in ihr Schlafzimmer ab. Ich ging also mit ihr auf Lokalaugenschein. Auf den ersten Blick machte mir das Schlafzimmer keinen besonders unaufgeräumten oder chaotischen Eindruck. Es sah einfach bewohnt aus.

Am Nachttischkästchen und neben dem Bett standen mehrere Stapel mit ihren Fachbüchern. Einer davon war umgekippt und die Bücher hatten sich unter das Bett verteilt. Dazwischen lagen Legosteine. In der Steckdose neben dem Bett steckten ein Handy, ein iPad und ein Laptop. Ich drehte mich zum Bett.

Auf ihrem schönen, verschnörkelten Bett lag eine Überwurfdecke aus der Provence und darauf ungefähr ein Dutzend fein säuberlich geordnete Stapel mit unterschiedlichen, ausgedruckten wissenschaftlichen Artikeln. Ich schaute genauer. Zwischen zwei Stapeln entdeckte ich ein kleines Tablett mit einer leeren Cappuccino-Tasse und einer halben Tafel Schokolade.

Anjas Schwester hatte Recht. Anjas Leben spielte sich in ihrem Schlafzimmer ab. In diesem Raum könnte man sich mit allem, was da vorrätig war, locker ein paar Tage lang beschäftigen.

»Kein Wunder, dass dich dein Schlafzimmer stresst«, sagte ich. »Das ist kein Zimmer zum Schlafen, das ist ein Büro, in dem du schläfst.«

Ein großer Teil von Anjas beruflichem Leben hatte sich in den Raum verirrt, der eigentlich zum Ausruhen da war. Das Schlafzimmer war eine Bibliothek für medizinische Fachbücher, ein Archiv wissenschaftlicher Artikel, die sie für ihre medizinischen Reportagen brauchte und es war die vollständige EDV-Abteilung der Wohnung.

Man musste keine Miss Marple sein, um herauszufinden, dass sich da auch noch eine Art Timesharing abspielte. Wobei man die Zeit nicht hintereinander teilte, hier musste einiges gleichzeitig passieren. Die herumliegenden Legosteine deuteten darauf hin, dass die Kids Mamas Allzweckraum auch noch für ein Spielzimmer hielten. Es war die einzige Möglichkeit für Mutter und Kinder, überhaupt noch Zeit gemeinsam zu verbringen.

Was dort nicht Platz hatte, war Entspannung. Wer hier zur Ruhe kommen konnte, kann sein Bett auch in die Halle eines Kopfbahnhofs stellen oder auf einem Gepäckförderband am Flughafen schlafen.

Es gibt in unserem Gehirn leider keinen Schalter, den wir von zwölf Stunden Anspannung/Stress/Aufregung am Abend auf Entspannung schalten können. Wir können nur langsam von unserem Stresslevel herunterkommen, ähnlich wie ein Flugzeug, das im Sinkflug über viele Kilometer langsam an Höhe verliert, bis es irgendwann sanft aufsetzt.

Regen wir uns abends auf, arbeiten wir in die Nacht hinein oder müssen wir uns spät irgendwelchen Konfrontationen stellen, ist es, als trudelten wir praktisch von der Reisehöhe herunter. Man kann kaum erwarten, dass dabei die Stresshormone absinken. Sie bleiben weiterhin erhöht. Vermutlich denken sie sich, wer weiß, was noch alles passiert.

Mit so einem hohen Spiegel an Stresshormonen lässt es sich ausgesprochen schlecht einschlafen, immerhin sind sie ja dazu da, den Körper in Alarmbereitschaft zu versetzen. Prinzipiell eine tolle Erfindung der Natur, ohne die wir nicht überlebt hätten. Heute in diesem Zustand ins Bett zu gehen, wäre dasselbe, als hätte einer unserer Vorfahren neben dem Säbelzahntiger ein Nickerchen machen wollen.

Schlafforscher raten, die Säbelzahntiger der Gegenwart aus dem Schlafzimmer zu verbannen. Elektronische Geräte von Smartphones bis Tablets übernachten in einem anderen Raum, jedenfalls nicht dort, wo Menschen sind. Filme, Videospiele oder Nachrichten-Sendungen sind auch keine Gute-Nacht-Geschichten. Insbesondere Nachrichten, wie wir sie täglich hören. Sie regen uns auf, ängstigen uns, halten uns wach, indem sie den Cortisol-Spiegel erhöhen. Unser Körper glaubt, er müsse die Welt ganz allein retten und verhindert das Einschlafen.

»Ich lese am Abend prinzipiell keine E-Mails mehr«, hat mir mein Freund Philip vor kurzem erzählt. »Irgendwas ist immer. Etwas Unangenehmes oder etwas zu erledigen. Eine Amazon-Lieferung verzögert sich. Die Bastelsachen für den Werkunterricht der Kinder gibt es nur in einem Geschäft am anderen Ende der Stadt. Ein Kollege ist krank und man muss seinen Dienst übernehmen. Der Posteingang ist am Abend voll von Dingen, die mich dann noch beschäftigen. Irgendwann habe ich mir gedacht: Die Welt wird nicht untergehen, wenn ich diese Sachen erst am nächsten Tag erledige. Seither kann ich viel leichter einschlafen und bin viel entspannter.«

Das Schlafzimmer sollte ein Zufluchtsort vor der Außenwelt sein. Ein Ort der Ruhe und der Entspannung. Es ist der intimste Raum in unserem Zuhause, das Herz unserer Wohnung.

Alles, was auch nur irgendwie mit Arbeit zu tun hat, hat daher in unserem Schlafzimmer nichts zu suchen. Es würde uns sofort an die zu erledigende Arbeit erinnern und schon wäre die Chance herunterzukommen beim Teufel. Ein Raum, in dem geschlafen wird, muss gemütlich sein. Er sollte beruhigende Farben haben, die wir mögen, Bilder, die uns entspannen, und Fotos, die uns an etwas Schönes erinnern. Dann fällt es uns leichter, keine Sorgen mit ins Bett zu nehmen.

Schlafforscher raten auch, immer zur gleichen Zeit ins Bett zu gehen und aufzustehen, um den Körper an einen regelmäßigen Schlaf zu gewöhnen. Das hilft ihm, herunterzuschalten, den Motor zu drosseln, langsam abzubremsen.

Unser Problem ist, dass wir uns mehr mit unserem Schlafmangel als mit unserem Schlaf beschäftigen. Wir denken mehr über die Stunden nach, in denen wir nicht einschlafen konnten, als über die, die wir in gesundem Schlaf verbringen. Das liegt nicht nur daran, dass wir die nicht bewusst mitkriegen. Uns ist etwas ganz anderes nicht bewusst: Der Schlaf hat eine immense Bedeutung für ein gut ausbalanciertes Leben.

Die wissenschaftlichen Nachweise dieser Bedeutung mehren sich. Es häufen sich die Belege, wie wichtig Schlaf für unsere Gesundheit ist. Schlechter Schlaf erhöht das Risiko für Herz-Kreislauferkrankungen und Diabetes und es passieren mehr Unfälle. Die Aussicht auf Depressionen wächst und die Fettleibigkeit nimmt zu.

Deshalb ist Level 2 dem Schlaf gewidmet.

In diesem Monat versuchen wir, unsere Schlafdefizite nachzuholen, um uns schneller zu regenerieren. Wir versuchen, so oft wie möglich ausreichend zu schlafen.

Eine alte Faustregel besagt, dass Frauen durchschnittlich acht bis neun Stunden Schlaf brauchen, Männer etwas weniger. Natürlich gibt es die berühmten Ausnahmen, aber an unserem Ziel ändert das nichts. Unser angepeiltes Pensum ist mindestens acht Stunden herrlicher Schlaf.

»In meinem früheren Leben muss ich Dornröschen gewesen sein«, sagte meine ehemalige Studienkollegin Klara letztens, als wir uns am Wochenende am frühen Nachmittag zum Brunch trafen. Wir hatten extra ein Café in meinem Bezirk gewählt, wo man Samstag und Sonntag bis fünf Uhr nachmittags brunchen kann. Es gibt dort ein hervorragendes Buffet mit Räucherlachs, frischem Obst, hausgemachtem Brot, Marmeladen, unterschiedlichen Joghurts und einen der besten Cappuccinos der Gegend.

Ich war schon seit in der Früh auf den Beinen, Klara sah man dagegen an, dass sie gerade erst aus dem Bett gekrabbelt war. Sie kam noch ganz zerdrückt mit zerzausten Out-of-bed-Haaren, aber ungemein entspannt daher. Am liebsten hätte ihr der Ober einen guten Morgen gewünscht.

»Am Wochenende könnte ich nur noch schlafen«, erklärte sie wenig überraschend, während sie Lachs auf ihren Toast auftürmte. »Das ist für mich die ultimative Entspannung.«

Eine Entspannung mit positiven Nebenwirkungen. Schlafen ist, als würden wir jedes Mal, wenn wir die Augen zumachen, in einen Jungbrunnen fallen. Es gibt bestimmte Zeiten, in denen wir unbedingt schlafen sollten, aber bei dem Stress, den unsere schnelle Zeit ständig produziert, ist jede Ruhephase gut für den Körper.

Der Grund sind die Wachstumshormone. Wegen ihrer segensreichen Wirkungen werden sie von vielen auch als Anti-Aging-Hormone bezeichnet. Den Großteil davon bilden wir im Schlaf.

Wer sich jetzt für zu erwachsen für Wachstumshormone hält, kann gleich wieder aufatmen. Wir brauchen diese Hormone nicht nur, um groß zu werden. Sie wirken im gesamten Körper und in jedem Alter. Sie sind dafür zuständig, dass sich die Zellen regenerieren.

Die Symptome bei einem Mangel an Wachstumshormonen sind nicht gerade sexy. Die Muskelmasse reduziert sich, dafür erhöht sich die Körperfettmasse. Osteoporose und Herz-Kreislauferkrankungen werden begünstigt. Die Haut verdünnt sich und altert schneller. Alles Folgen, auf die wir gern verzichten können.

Das Gegenteil des Wachstumshormonmangels war die tiefentspannte Klara bei unserem Brunch. Man sah ihr an, dass sie genug schlief. Ich kam mir richtig abgehetzt und gestresst neben ihr vor, als sie da gemütlich ihren Lachsturm aufschichtete.

Sie strahlte eine unglaubliche Ruhe aus und doch eine gewisse Präsenz. Sie war von einer beneidenswerten Gelassenheit, als sie da mit einer Selbstverständlichkeit davon sprach, wie gut es ihr tat, sich so viel Zeit für den Schönheitsschlaf zu gönnen.

»Das ganze Leben funktioniert viel besser, wenn ich mich ordentlich ausschlafe«, erzählte sie weiter. »Ich lasse mich nicht mehr hetzen von irgendwelchen Verpflichtungen. Ich habe lange geschlafen heute und treffe mich mit einer Freundin zum Brunch, was will ich denn mehr? Ich habe gar kein Bedürfnis, später noch stundenlang im Internet zu surfen. Ich erledige, was unbedingt sein muss, und dann werfe ich mich gemütlich ins Bett und lese meinen neuen Roman zu Ende. Herrlich wird das.«

Im Gegensatz zu meiner Freundin Anja hat Klara ein sehr gemütliches Schlafzimmer. Außer dem Bett und dem Kasten steht nicht besonders viel drinnen. Vielleicht liegen ein, zwei Romane oder Modezeitschriften herum, aber niemals etwas, das an den Job erinnert. Klara hat ein Faible für weiße Spitzenbettwäsche, bestickte Polster und gemütliche Nachttischlampen. Ich weiß auch, dass sie auf ein Boxspring-Bett mit einer Mega-Matratze spart. Ihr Schönheitsschlaf ist ihr nicht nur wichtig, sondern auch ziemlich viel wert.

Klaras Brunch können wir nach einem ausgiebigen Schönheitsschlaf auch im Bett einnehmen.
Hier das Rezept:

Dornröschen-Brunch

Zutaten (für 1 Person):

- 125 g Räucherlachs
- 2 Stück Schwarzbrot (Roggenbrot)
- 100 g Magertopfen
- Magermilch
- Frisches Obst der Saison
- Zimt
- Cappuccino oder Tee

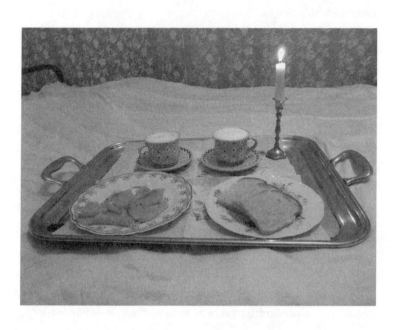

Wir verrühren zuerst den Magertopfen mit so viel Magermilch, dass eine dicke Creme entsteht. Das Ganze soll aussehen wie das fettigste griechische Joghurt, das es gibt, hat allerdings deutlich weniger Kalorien und viel mehr Eiweiß. Genau das stärkt uns nach dem langen Schlaf. Außerdem wollen wir erst gegen Abend wieder etwas essen, wir brauchen also etwas, das uns ordentlich satt macht.

Das Joghurt geben wir in die schönste Schüssel, die wir finden können und schneiden frisches Obst hinein. Darüber streuen wir einen Hauch Zimt.

Dann bereiten wir unser heißes Getränk zu. Tee oder Cappuccino, was uns eben besser schmeckt.

Anschließend schneiden wir den Räucherlachs so, dass wir im Bett nicht mehr viel herumhantieren müssen und legen ihn auf einen Lieblingsteller auf. Der Lachs ist ebenfalls eine große Ladung Protein und eine noch größere Portion Luxus für etwas Glamour in unserem Leben.

Wir geben die Schwarzbrot-Scheiben in den Toaster. Währenddessen drapieren wir unser gesamtes Frühstück auf einem großen Tablett, damit im Bett nichts davonrutscht und der Lachs nicht im Cappuccino schwimmt. Das getoastete Schwarzbrot können wir mit einer Stoffserviette zudecken, damit es schön warm bleibt.

Zuletzt stellen wir eine Kerze oder eine kleine Vase mit einer Blüte dazu.

Mission 2: früher schlafen

Der Schlaf zwischen 22:00 und 00:00 ist am erholsamsten und am gesündesten. Darüber wird viel gestritten, aber es gibt ein Argument dafür, das sich nicht vom Tisch wischen lässt. Wenn wir in der Zeitspanne zwischen zehn Uhr und Mitternacht schlafen, sinkt das Stresshormon Cortisol am stärksten ab. Ab drei Uhr nachts steigt der Cortisol-Spiegel wieder an, um uns für den nächsten Tag fit zu machen. Wenn wir also nach Mitternacht schlafen gehen, nehmen wir uns selbst den Erholungseffekt.

Auch langes Ausschlafen in der Früh bringt dann nicht mehr viel, weil da unser Organismus schon wieder in den Wachzustand übergeht und den Körper hormonell hochfährt. Schlaf kann man nicht nachholen.

Kommen wir zu spät ins Bett, ist der nächste Tag ziemlich zäh. Wir fühlen uns schon in der Früh schlapp und erledigt. Wir stehen schwer auf und kommen den ganzen Tag nicht so richtig auf Touren. Wir kippen Kaffee, Red Bull und Cola in uns hinein und essen Süßigkeiten oder Pommes frites, um unsere innere Spannung abzubauen.

Kommen wir immer spät ins Bett, hängen die Tage ständig wie Blei an uns. So lange, bis wir es gar nicht mehr anders kennen.

Das alles versuchen wir auf Level 2 zu vermeiden. Wir nehmen uns die Zeit, regelmäßig um 22:00 schlafen zu gehen.

Das erscheint auf den ersten Blick unmöglich. Sofern man mitten im Leben steht, fühlt sich zehn Uhr Abends gerade einmal wie später Nachmittag an. Zumindest hat man noch reichlich Punkte auf der To-Do-Liste stehen, die sich nie und nimmer bis zehn ausgehen. Das mag schon sein. Aber eine andere Möglichkeit gibt es nicht. Entweder wir gehen früh schlafen. Oder wir bleiben dick.

Es gibt amerikanische Forschungsarbeiten, in denen auch der Zusammenhang zwischen der nächtlichen Beleuchtung von Großstädten und Übergewicht untersucht wurde. Dabei hat sich gezeigt, dass die Bewohner von Stadtvierteln, in denen nachts lange Licht brannte, am häufigsten übergewichtig waren.

Das ist einerseits dem Cortisol zu danken. Andererseits der völlig banalen Tatsache, dass wir einfach mehr Zeit zur Verfügung haben, den Eiskasten zu plündern, wenn wir länger wach bleiben. Die ständige innere Anspannung verleitet uns dann allerdings auch noch dazu, mehr, fetter und süßer zu essen, um uns zu trösten und zu beruhigen.

Mission 3: besser schlafen

Im Laufe des Tages hat jeder von uns seine Hoch- und Tiefpunkte. Der eine etwas früher, der andere etwas später. Aber über den Daumen unterscheiden wir uns nicht wie Tag und Nacht.

Unsere erste Hochphase ist am Vormittag. In dieser Zeit laufen Körper und Gehirn auf Hochtouren, komplizierte Aufgaben fallen uns leicht und unser Kurzzeitgedächtnis ist topfit. Das ist daher auch die beste Zeit für Prüfungen und andere anspruchsvolle Tätigkeiten.

Nach dem Mittagessen ist der Körper mit der Verdauung beschäftigt. Der Magen produziert verstärkt Magensäure, damit die Nahrung gut aufgespalten werden kann. Das zapft uns viel Energie ab. So weit so bekannt.

Dann kommt ein Stoff namens Orexin ins Spiel, ein Hormon, das uns wach hält. Es wird im Hypothalamus gebildet, der Steuerzentrale im Gehirn, in der auch das Schlaf- und Wachverhalten verwaltet wird.

Forscher haben entdeckt, dass der Zucker im Blut jene Nervenzellen im Gehirn beeinflussen kann, die das Neuropeptid Orexin bilden. Bei einem Mangel an Orexin kann es daher zum Beispiel zu Narkolepsie, der Schlafkrankheit, kommen.

Ein Forschungsteam der Universität von Manchester hat bewiesen, dass Glucose Kanäle in der Membran derjenigen Nervenzellen hemmt, die Orexin produzieren.

Man ahnt vermutlich, was nach einem Essen passiert, das entweder sehr ausgiebig oder sehr zuckerhaltig war oder auch beides. Bei so einer Menge Glucose bildet unser Gehirn weniger Orexin und schon fällt es uns schwer, wach zu bleiben. Wir kennen die Müdigkeit nach dem Essen, jetzt können wir sie uns auch erklären.

Die Wissenschaftler zogen aus diesem Zusammenspiel den Schluss, dass eine Siesta nach dem Essen eine ganz natürliche Sache sei. So sieht man es ja auch in den südeuropäischen Ländern.

Bei uns ist ein Mittagsschlaf nicht so gesellschaftsfähig. Was nichts daran ändert, dass der Körper ihn brauchen könnte. Wenn wir uns also nach dem Mittagessen sehr müde fühlen, sollten wir, wenn irgend möglich, eine Siesta einlegen. Ein Powernap von 20 Minuten würde genügen, mehr als eine Stunde sollte das Nickerchen nicht dauern.

Ist es, wie bei den meisten, an Arbeitstagen vollkommen unmöglich, sich unter den Schreibtisch zu knallen oder sich in ein Besenkammerl zurückzuziehen, bleiben immer noch die freien Tage, die Wochenenden und der Urlaub.

Wir hatten einmal einen Studenten an unserer Abteilung, der in der Nähe des Krankenhauses wohnte und immer in der Mittagspause nach Hause ging, um dort eine halbe Stunde zu schlafen. Während wir nach einem Wiener Schnitzel und Topfenstrudel mit Vanillesauce oder sonst einem schweren Mittagessen in der Kantine drei Espressi brauchten, um einigermaßen zu funktionieren, ging er nach der Mittagspause pfeifend, topfit und völlig entspannt an die Arbeit.

Das liegt an der angenehmen Begleitung, die sich beim Mittagsschläfchen zu uns gesellt. Serotonin, das Glückshormon liebt die Siesta. Sofort vermehrt es sich wie wild und bringt uns, das ist ja seine Aufgabe, in bessere Stimmung. Wenn es schon einmal dabei ist, erhöht es gleich auch noch die Konzentration und drosselt den Appetit auf fettes und süßes Essen.

Am Nachmittag rasseln wir dann in ein zweites Leistungshoch. Von da an sinkt die Konzentration gegen Abend hin nach und nach ab.

Bevor sich jetzt die Nachteulen unverstanden fühlen: Natürlich gibt es unterschiedliche Schlaftypen.

Die Frühaufsteher, die sogenannten Lerchen, sind bei Tagesanbruch besonders fit und dafür am Abend schneller müde. Spätaufsteher sind morgens zu nichts zu gebrauchen und laufen erst später zur Hochform auf. Die Leistungskurve der Eulen ist also zeitlich etwas nach hinten versetzt.

Die meisten Menschen liegen mit ihrem Schlaf-Wach-Rhythmus irgendwo zwischen Lerchen und Eulen. Der Schlafrhythmus kann sich im Laufe des Lebens auch ändern. Kinder sind in den meisten Fällen Lerchen und wollen früh raus. In der Pubertät entwickeln sie sich zu Eulen. Der Rhythmus verschiebt sich nach hinten, Jugendliche und junge Erwachsene schlafen in der Früh gerne lange und sind abends zu allem bereit.

Im Alter verändern sich die Schlafrhythmustypen noch einmal. Ältere Menschen sind wieder morgens früher ausgeschlafen und dafür abends nicht so ausdauernd.

Nach welchem Rhythmus wir leben, bestimmt unsere innere Uhr. Wobei ich zugeben muss: Die Lerchen haben einen Vorteil gegenüber den Eulen. Die Sonne in der Früh ist nämlich etwas ganz Besonderes für unseren Körper. Insbesondere im Hinblick aufs Abnehmen.

Die Morgensonne hat eine kürzere Wellenlänge als Tageslicht und daher den größten Einfluss auf den 24-Stunden-Rhythmus des Körpers. Das Morgenlicht beeinflusst die Sättigungshormone, den Insulinhaushalt und die Melatoninbildung am stärksten. Es kurbelt dadurch den Metabolismus an und aktiviert ihn.

Ins Kalorienarme übersetzt heißt das, wenn wir uns in der Morgensonne aufhalten, hält sie dafür unseren Appetit im Zaum.

In einer amerikanischen Studie zeigte sich, dass Versuchsteilnehmer, die regelmäßig Morgensonne abbekamen, einen deutlich niedrigeren Bodymass-Index hatten als Menschen, die erst später am Tag mit dem Sonnenlicht in Berührung kamen. Morgensonne senkt also nicht nur den Appetit, sondern auch das Körperfett.

Wir sollten diese Strahlen als eine großartige Wunderwaffe sehen, die unseren ganzen Tagesablauf verändern kann. Wie ein Laserschwert dringt das kurzwellige Morgenlicht über die Sehbahn in unser Gehirn ein, reguliert unsere Sättigungshormone und unsere Schlafzyklen. Das könnte sogar eine übergewichtige Nachteule früher aus dem Bett holen. Durchzumachen bis die Sonne aufgeht, ist nämlich keine Option.

Übrigens: Was unserem Biorhythmus auch nicht unbedingt entspricht, ist Sport am Abend. Nicht alle vertragen die Anstrengung am Ende des Tages. In jedem Fall bringt es den Organismus eher rauf als runter und wir brauchen länger zum Einschlafen.

Dasselbe gilt für schweres Essen am Abend. Durch einen hohen Blutzuckerspiegel erhöht sich das Insulin im Blut, was wiederum die Bildung von Wachstumshormonen hemmt. Die brauchen wir aber, damit uns der Schönheitsschlaf wirklich schön macht.

MONAT 3
Level 3
Kalorien ersetzen

Alles, was gut ist, ist unmoralisch, illegal, oder es macht dick.
Letzteres können wir ändern.

Willkommen auf Level 3 unseres Slow Slim-Spiels. Um gleich mit den guten Nachrichten zu beginnen:
Wir haben vielleicht noch nicht nennenswert an Gewicht verloren. Aber wir sind weiter als bei jeder anderen Diät zuvor.

Wir haben Level 1 und 2 geschafft. Zu diesem Zeitpunkt haben die meisten Radikaldiäten bereits ein wenig glückliches Ende gefunden.

Wir müssen uns noch immer nicht kasteien und im Gegensatz zu sämtlichen früheren Versuchen werden wir das auch in Zukunft nicht müssen.

Wir sind auf dem richtigen Weg und gehen ihn spielend weiter.

Das sind die Missionen von Level 3:

Wir essen weiterhin genauso viel und genauso oft wie bisher, beginnen aber Lebensmittel und Speisen mit vielen Kalorien durch ähnliche mit weniger Kalorien zu ersetzen.

Wir akzeptieren nur diese Lebensmittel und Speisen, die mindestens genauso gut sind wie die ursprünglichen, schwereren Speisen oder noch besser.

Wir bekommen dabei auf keinen Fall das Gefühl, dass uns etwas vorenthalten wird.

Schon sind wir skeptisch. Schon sehen wir vor uns eine lange Reihe Burger und Törtchen in Zweierreihen aus unserem Leben marschieren. Schon knurrt der Magen. Denn in der Sprache, die alle Anrainer im Kalorien-Reich verstehen, heißt das zwischen den Zeilen nichts Gutes. Schlimmer, es heißt: nichts Gutes mehr. Man hat es uns eingetrichtert. Abnehmen ist Kampf, schlank sein ist Disziplin. Das Leben der Dünnen ist hart. Auf einmal soll alles so einfach sein? Auf die Art von Propaganda fallen wir nicht herein. Die Wahrheit, die da schön verschleiert wird, ist:

Wenn wir es gewohnt sind morgens ein Kipferl mit Nutella zu essen, werden wir Depressionen bekommen, stattdessen auf Magerjoghurt gesetzt zu werden. So eine Diät wird niemals funktionieren.

Richtig. So eine Diät wird niemals funktionieren.

Aber Slow Slim ist keine Diät. Es ist die langsame, aber sichere Art abzunehmen. Es ist die Möglichkeit, sein altes Essverhalten zu ändern und ein neues im Gehirn zu speichern. Natürlich ist das ein Kampf, nur diesmal mit den richtigen Waffen. Natürlich brauchen wir dazu Disziplin, nur diesmal nicht, um uns etwas abzugewöhnen, sondern um uns etwas anderes anzugewöhnen.

Wir üben, Nahrungsmittel durch bessere Alternativen zu ersetzen. Besser bedeutet mehr Geschmack, höhere Qualität und, wenn möglich, weniger Kalorien.

Keine Frage: Jemanden, der Nutella-Kipferl liebt, mit Magerjoghurt abspeisen zu wollen, ist, als würde jemand, der gerade in ein weich gepolstertes Taxi steigt, als Riksha-Fahrer durch die Stadt gehetzt werden. Wir müssen schon etwas cleverer sein, wenn wir uns selbst überlisten wollen. Die Kunst, sich selbst zu täuschen, ist nicht leicht. Wie das geht, lernen wir jetzt auf Level 3.

Die üblichen Vorschläge, etwas Zucker im Kaffee wegzulassen, weniger Softdrinks zu kaufen oder die Light-Variante von Lebensmitteln zu nehmen, kennen wir alle. Sie sind nicht falsch und doch nur Teil unseres größeren Plans. Wir haben mehr vor, um weniger auf die Waage zu bringen.

Trotzdem, wenn wir statt drei Esslöffel Zucker in den Espresso nur einen oder zwei aufschreiben können, ist das schon ein kleiner Erfolg. Ein kleiner Sieg.

Dieser Sieg gehört gefeiert. Mit Farbe. Dick angestrichen in unseren Essensprotokollen. Wann immer es uns gelingt, bei einer Mahlzeit bewusst Kalorien einzusparen oder eine schwere Mahlzeit durch ein leichteres Gericht zu ersetzen, ist das eine Auszeichnung mit Leuchtstift wert. Oder wir schenken uns einen dottergelben Smiley, ein groß geschriebenes, knallrotes JUHU oder ein dezentes brombeerfarbenes Rufzeichen.

Das tut nicht nur dem Ego gut, das da gerade gegen den Schweinehund gewonnen hat. Vor allem bekommen wir dadurch eine sehr gute Übersicht, wo wir es geschafft haben, bewusst etwas zu verändern.

Vorschläge aus der Ersatzküche

Frühstück

Rührei/Eierspeise
Der meiste Proteingehalt von Eiern steckt im Eiweiß. Der Dotter enthält etwa viermal so viele Kalorien.
Die Alternative:
Wir verwenden bei der Hälfte der Eier nur das Eiweiß. Haben wir Lust auf eine Portion aus vier Eiern, nehmen wir also von zweien nur das Eiweiß, von den anderen auch den Dotter. Der Proteingehalt bleibt damit annähernd gleich. Deswegen sättigt uns die Mahlzeit genauso lange wie die Vollversion, das Ganze allerdings bei deutlich weniger Kalorien.
Im Geschmack werden wir kaum einen Unterschied spüren. Den sieht nur das Auge. Die beiden Eidotter allein kriegen nicht dasselbe satte Gelb hin, wie es alle vier auf den Teller gemalt hätten. Wer die etwas blassere Farbe ausgleichen will, streut frisch gehackten Schnittlauch oder Basilikum drüber. Das Ergebnis sieht aus wie ein Rührei in den Wiener Kaffeehäusern.
Die übrig gebliebenen Eidotter müssen wir übrigens nicht wegwerfen. Sie geben zum Beispiel eine erstklassige Gesichtsmaske ab.

Müsli
Jede Art von Müsli mit Schoko-Flocken, Pops, mit Schokolade überzogenen Trockenfrüchten, crunchy Müsli und was sich sonst noch in den einschlägigen Kartons findet, sind Mogelpackungen. Es sind Süßigkeiten, die sich hinterhältig als gesund und gut für unseren Körper tarnen. In Wirklich-

keit sind sie nichts anderes als eben Süßigkeiten. Der Wolfshunger im Schafspelz sozusagen.

Natürlich dürfen wir gelegentlich einmal so ein Müsli essen. Genauso wie wir gelegentlich Schokolade naschen dürfen. Bei Slow Slim dürfen wir nur eins nicht, uns etwas verbieten.

Die Alternative:
Ein nahrhaftes Müsli, das unserem Körper auch Vitamine und nicht nur Zucker und Kalorien bringt. Wenn wir das wollen, lassen wir das Fertig-Müsli mit seinen tausend Zutaten aus und verwenden nur Haferflocken, frisches Obst und Milch.

Noch lieber als ein klassisches Müsli mag ich persönlich Porridge, den ganz ordinären Haferbrei.

Dazu schneide ich süßes Obst, am liebsten Bananen, in Scheiben, gebe 5 EL Haferflocken dazu und circa 150 ml Milch. Die Milch nimmt den Geschmack der Bananen an, vor allem, wenn ich die vollreifen genommen habe. Der Porridge wird ganz süß und schmeckt am nächsten Tag so richtig nach Banane. Deshalb nehme ich auch gerne halbfette Milch. Der Obstgeschmack ist sehr dominierend und die Milch dickt durch die Haferflocken etwas ein. Auf die Art merkt man kaum, dass sie etwas dünner ist als Vollmilch.

Dass sich der Porridge in der Früh auch warm machen lässt, ist vor allem in der kalten Jahreszeit sehr bekömmlich.

Joghurt
Früchtejoghurt ist immer stark gezuckert. Wir sollten es daher durch weißes Joghurt ersetzen. Wer mag, kann vielleicht einen kleinen Klacks gute Marmelade mit hohem Frucht-

anteil oder Honig dazugeben oder frisches Obst hineinschneiden.

Wirklich reifes Obst ist ideal dafür, weil es direkt auf das Riechhirn wirkt. Dieser reife Obstgeruch gelangt über die Sinneszellen in der Nase ins limbische System im Gehirn. Das limbische System ist zuständig für die emotionale Bewertung von Essen. Das Riechgedächtnis ist ein Langzeitgedächtnis. Auch nach Jahrzehnten können wir uns noch an den Apfelstrudel der Oma, das Parfum der Mutter oder den Duft des Waschmittels im Elternhaus erinnern.

In Studien haben Forscher herausgefunden, dass sich schon Säuglinge über den Geruch von Banane oder Vanille freuen. Sie vermuten daher, dass das Riechgedächtnis nicht nur erworben ist, manche Geruchsbeurteilungen sind offenbar angeboren.

Speziell reifes Obst löst durch den Duft im limbischen System positive Emotionen aus. Wir fühlen uns wohl und brauchen keinen Nachschlag mehr.

Die Alternative:

Statt eines fetten griechischen Joghurts mit zehn Prozent Fett können wir auch Magertopfen mit etwas Magerjoghurt zu einer dicken Creme verrühren. Diese Topfencreme ist von der Konsistenz her dem griechischen Joghurt sehr ähnlich, hat viel weniger Fett, dafür aber einen hohen Proteinanteil.

Brot

An der älteren Generation erkennen wir oft, wie lange und hartnäckig uns alte Gewohnheiten im Griff haben. Die Nachkriegsgeneration ist mit Brot praktisch aufgezogen worden. Es war eine sättigende Zutat und wurde zu allem Möglichen serviert, selbst als eine kohlenhydratreiche Beilage zu Kohlenhydraten.

Als ich einmal bei meiner Freundin Andrea zum Abendessen eingeladen war, gab es Zwiebelrostbraten mit Semmelknödeln. Ihr Vater, der auch zu Besuch war, verlangte ein Stück Brot dazu. Donnerwetter, dachte ich, das ist aber deftig. »Ich bin das so gewöhnt«, sagte er, als er meinen Blick sah. »Bei uns daheim hat die Mutter zu allem Brot auf den Tisch gestellt, bis heute komme ich nicht davon los.« Er klopfte sich mit der flachen Hand auf einen ansehnlichen Bauch.

Wir aßen noch öfter gemeinsam und er hatte nicht übertrieben. Andrea stellte Spaghetti auf den Tisch, er aß Brot dazu. Andrea servierte Stephanie-Braten mit Kartoffelpüree, er aß Brot dazu. Was immer Andrea kochte, er aß Brot dazu.

Am Brot lässt sich gut etwas erklären, womit wir uns diesen Monat auch noch beschäftigen werden, die Glykämische Last, kurz GL. Sie gibt an, wie Nahrungsmittel auf unseren Blutzucker- und Insulinspiegel wirken.

Wir haben im Gehirn ein automatisches Blutzuckermessgerät eingebaut. Es sitzt im Hypothalamus und überwacht den Wert ständig. Steigt er an, meldet das der Hypothalamus an den Organismus. Der Körper reagiert sofort und schüttet Insulin aus. Insulin senkt den Blutzuckerspiegel, indem es andere Körperzellen dazu anregt, Glukose aus dem Blut aufzunehmen. Anders gesagt, ist Insulin sozusagen das Taxi für den Zucker. Es bringt ihn an seinen Bestimmungsort: in die Zellen.

Nahrungsmittel mit hoher GL lassen den Zuckerwert rasant ansteigen. Schuld daran ist ihr hoher Anteil an kurzkettigen Kohlehydraten. Die Messanlage im Hypothalamus schlägt aufgeregt Alarm. Das Insulin rückt in Scharen aus und tut seine Arbeit, bis es den Zucker sicher in den Zellen untergebracht hat. Durch den Großeinsatz an Insulin ist der Blutzuckerspiegel nun aber niedriger als vor dem Essen. Ein Prinzip, das uns wieder einmal in die Steinzeit versetzt.

Ein zu niedriger Blutzuckerspiegel war damals lebensgefährlich. Deshalb gibt das Gehirn Alarmstufe Rot, sobald der Zuckerwert zu tief sinkt, und erzeugt Hunger. Wir bekommen Appetit. Wir sehen und riechen Essen intensiver. Das geht so lange, bis wir Nahrung gefunden und gegessen haben. Einst war das ein wildes Tier. Heute ist es das, was wir im Eiskasten haben. Finden wir dort Lebensmittel mit hoher GL, die wir uns gierig hineinstopfen, geht der Kreislauf von vorne los.

Bei vielen Menschen laufen diese Blutzuckerspiele den ganzen Tag. Essen, Blutzucker steigt, Insulin wird freigesetzt, Blutzucker sinkt, Hunger, essen, Blutzucker steigt, Insulin wird freigesetzt und so weiter.

Nahrungsmittel mit niedriger GL dagegen bewirken nur wenig Blutzuckeranstieg und dadurch wenig Insulinausschüttung. Essen wir solche Lebensmittel, bleiben wir viel länger satt.

Lebensmittel	GL*	Lebensmittel	GL
Ananas firsch	5,9	Bagels	35,7
Apfel frisch	4	Baguette	38,8
Apfel getrocknet	25,9	Bambussprossen	0,2
Apfelmus	8,8	Banane	11,8
Apfelsine/Orange	4	Birne frisch	4,8
Aprikosen frisch	2,6	Biskuit	57,4
Aprikosen getrocknet	19,2	Bleichsellerie	0,3
Aubergine	0,5	Blumenkohl	0,8
Bohnen grün	1,5	Kürbis	0,7
Bohnen rot	5,6	Linsen grün	10

* 0-10: niedrig, 10-19: mittel, >20: hoch

Lebensmittel	GL*	Lebensmittel	GL
Brioche	40,6	Maisbrei Polenta	19,8
Brokkoli	0,9	Maizena	59,5
Brot ungesäuert aus Weißmehl	34,3	Mars®	45,5
Bulgur gekocht	38	Milch	1,5
Buttermilch	1,4	Milchbrot	32,4
Cerealien	56	Müsli mit Zucker	43,6
Champignons	0,1	Müsli ohne Zucker	25
Chinakohl	0,1	Naturreis	39
Chips	28,4	Nudeln:	
Cornflakes	72,3	(Spaghetti Eiweissreich)	15
Couscous	45,5	(Spaghetti Eiweissarm)	30
Croissant	31,5	(Spaghetti Bolognese)	7
Datteln getrocknet	66,1	Nutella®	28,6
Dinkelbrot	19	Oliven	0,2
Donuts	30	Orange frisch	3,5
Eier	<1	Ovomaltine	42,6
Eiscreme gezuckert	16,8	Pesto	2,4
Endivien	0,1	Pfirsich frisch	3,3
Energieriegel ungezuckert	21	Pflaume getrocknet	26,8
Erbsen frisch	4,6	Pistazien	2,7
Erdbeeren frisch	1,3	Pizza	15
Erdnüsse	1,3	Pommes Frittes	33,3
Feige frisch	4,5	Popcorn ohne Zucker	59,5
Feige getrocknet	27,6	Quark	1,2
Feldsalat	0,1	Quinoa	20,5
Fisch	<1	Radieschen	0,3
Fleisch	<1	Reis weiß	55,3
Gnocchi	23,5	Roggenvollkornbrot 100%	20,3
Grieß	44,1	Salat grün	0,6
Gurke	0,3	Sandgebäck	33
Haferflocken	23,5	Schnellkochreis	67,2
Heidelbeeren	1,5	Schokolade schwarz	6,9
Himbeeren	2	Schokoladeriegel	35,5
Hirse	48,3	Senf scharf	2,1
Honigmelone	6,5	Senf süß	11,6
Joghurt Vollmilch	1,8	Tofu	0,3
Kakaopulver ohne Zucker	2,2	Tomate	0,8
Karotten roh	2,7	Tomate getrocknet	4,2
Kartoffelgratin, Bratkartoffel	10,3	Vollkornbrot mit Hefeteig	18
Kartoffel mit Schale	11,1	Wassermelone	4,5
Kartoffelstärke	78,9	Weintrauben	7,2
Käse	<1	Weißbrot	38,8
Kekse	27,5	Weißes Toastbrot	42,5
Kirschen	2,5	Wildreis	24,9
Klebreis	67,5	Zucchini	0,3
Kohl	0,5	Zwieback	53,2
Konfitüre	42,3	Zwiebeln	0,8

Beim Brot ist der Kaloriengehalt nicht wirklich relevant. Weißbrot-Toast hat 265 kcal pro 100 g, Vollkorntoastbrot 257 kcal pro 100 g. Acht Kalorien Unterschied hat man mit 75 Schritten wieder herunten. Das ist ein Weg, der nicht einmal ums nächste Eck führt.

Ähnlich ist es bei den Brötchen. Ein Weißmehlbrötchen enthält 112 kcal, ein Vollkornbrötchen 144 kcal.

Die Kalorien zu zählen oder sich mit dünneren Brotscheiben selbst zu täuschen, wie Ernährungsberater vorschlagen, wird auch nicht viel weniger auf die Waage bringen. Viel mehr als ein paar Krümel Gewicht fallen dabei nicht ab. Außerdem treibt auch weniger Brot den Blutzuckerspiegel in die Höhe.

Die Alternative:

Das Ausschlaggebende bei Brot ist die Glykämische Last. Wir wollen unseren Blutzuckerspiegel konstant halten und versuchen Brot mit hoher GL durch Brot niedriger GL zu ersetzen. Im Supermarkt werden wir es nicht finden.

Wir schauen uns also in der Umgebung nach einem richtigen Bäcker um, der das Brot im Holzofen macht und nicht einfach nur Fertigteig aufbäckt.

Brotbelag

Für Menschen, die abnehmen wollen, ist Brot so eine Sache. Allem voran ist es gut, wir mögen es. Wir essen es ohne alles. Wir tauchen es gern in Olivenöl. Wir bekommen es noch vor der Vorspeise im Restaurant. Wir brauchen es, um etwas draufzulegen. Wir lieben es, um etwas aufzutunken. Vom Standpunkt des Abnehmens ist Brot unglaublich gefährlich. Wäre es nicht da, bräuchte man auch nichts zum Draufstreichen. Man hätte einfach keine Unterlage dafür. Aber was würde uns dabei abgehen.

Die Alternative:

Wir versuchen konsequent, Qualität vor Quantität zu setzen. Statt einer großen Ladung Billig-Schinken und der Riesenpackung Käse im Angebot holen wir uns eine kleine Menge Prosciutto und sehr guten Käse aus der Feinkostabteilung. Brotaufstriche bereiten wir auf Topfenbasis selbst zu, statt uns Fertigprodukte mit Konservierungsmitteln, Geschmacksverstärkern und unklaren Mengen an Fett einzuverleiben.

Kleiner Tipp: Weiche Butter ist besser als harte. Von der festeren Masse streichen wir uns automatisch mehr aufs Brot.

Hauptspeisen

Pasta

Bei Nudeln erkennen wir die Qualität am Proteingehalt. Nudeln mit einem Eiweißanteil von 13 Prozent oder mehr sind aus Hartweizen guter Qualität gemacht und haben eine niedrigere GL als Nudeln schlechterer Qualität. Bezüglich des Kaloriengehalts zeigen sich kaum nennenswerte Unterschiede.

Die Alternative:

Nudeln mit niedrigerer GL sättigen deutlich länger. Damit reduzieren wir Gewicht über einen Umweg. Wir nehmen bei einer Mahlzeit zwar nicht direkt weniger Kalorien auf, trotzdem wird die Gesamtkalorienzahl des Tages geringer sein, weil wir insgesamt weniger Hunger haben.

Achtung beim Kochen: Um die GL nicht zu erhöhen, müssen Nudeln in ausreichend Wasser gekocht werden. Die Faustregel ist 1 Liter Wasser pro 100 Gramm Nudeln.

Nudelsaucen
Wie sich bei den Saucen Kalorien einsparen lassen, ist mit freiem Auge zu sehen. Rot ist besser als weiß. Weiße Pastasaucen bestehen häufig aus einer Basis aus Käse oder Sahne. Eine Portion Spaghetti Carbonara zum Beispiel hat ungefähr 660 kcal.
Die Alternative:
Rote Saucen werden meistens auf einer Tomatenbasis hergestellt. Im Vergleich zu Carbonara hat eine Portion Spaghetti mit Tomatensauce nur circa 325 kcal.

Wiener Schnitzel
Wiener Schnitzel ist ein österreichischer Klassiker. Selbst wenn es einem nicht allzu schwer fällt, es aus dem Speiseplan zu streichen, gibt es doch Tage, an denen einem so ein Essen aus der Kindheit fehlt.
Die Alternative:
Ich würde raten, die Pommes frites als Beilage wegzulassen und sie durch einen großen Salat zu ersetzen.
Liegt einem mehr am Fleisch als an der Panier, kann man statt dem Wiener ein Naturschnitzel essen, das doch deutlich weniger Kalorien hat.

Suppen

Wenn wir selbst eine Geflügel- oder Rindssuppe kochen, haben wir das Fett ganz schnell weg. Wir lassen die Suppe abkühlen, bis das Fett an der Oberfläche der Suppe stockt und entfernen es dann.

Viel schwerer wiegen die Suppeneinlagen wie Croutons und Backerbsen. Sie enthalten immens viele Kalorien und Salz und meistens null Nährstoffe.

Die Alternative:
Die fertigen Suppeneinlagen weglassen und dafür mehr Gemüse mitkochen.

Grillen

Wir wohnten einmal in einem Haus in Wien, wo sich alle Bewohner einen herrlichen Innenhof mit viel Grün rundherum teilten. Dort standen ein großer Tisch mit vielen Sesseln und ein Griller. Die Bewohner durften beides benutzen.

Im ersten Stock des Hauses wohnte eine brasilianische Familie. Wenn sie grillten, umgab uns ein Geruch, der direkt aus Südamerika hereinwehte. Es lag an der Kombination Rindersteaks und Ananas.

Allein der Familie bei der Vorbereitung zuzuschauen, machte Appetit. Sie schälten die Ananas und legten sie immer mit einer Längsfläche auf den Rost. Sobald die Schnittfläche leicht gebräunt war, schnitten sie diese Schicht etwa fünf Millimeter breit herunter, wie bei einem Kebap. Daraufhin kam die Ananas wieder auf den Grill bis die nächste Schicht gebräunt war. Andrés, der Vater der beiden Kinder, machte einen regelrechten Kult aus dieser Ananas-Filetiererei. Dementsprechend schmeckte es auch.

Ein paar Mal aß ich mit, es war sogar noch besser, als der Geruch versprochen hatte. Das Rindfleisch mit der süßen, warmen Ananas war unvergleichlich, ich hätte nie das Bedürfnis gehabt, mich nach noch drei Grillsaucen, Ketchup oder Brot umzuschauen.

»Zum Grillen braucht man keine zehn unterschiedlichen Dinge«, hat Andrés immer gesagt. »Das Geheimnis ist: ganz wenig, ganz einfach, das aber dafür gut.«

Ich kann dieses Geheimnis nicht oft genug verraten.

Die Regale der Supermärkte sind voll von Tonnen an angeblich essbarem Müll, Grill- und Bratwürsten mit unidentifizierbaren Zutaten, fertig mariniertem Fleisch mit Konservierungsmitteln, vormarinierten Cevapcici mit Geschmacksverstärkern und und und. Dazu kommen noch Berge an künstlichen Saucen und Dips, von denen die meisten nicht viel mehr als Zucker, Salz und Geschmacksverstärker enthalten. Auf den Grill sollte nichts davon, erst recht nicht in den Magen.

Grillen ist eine der schönsten und gemütlichsten Arten, gemeinsam einen Sommertag zu verbringen. Abnehmen hin oder her, darauf soll niemand verzichten müssen. Ist auch nicht notwendig, sofern wir uns die allerbesten Zutaten für uns herauspicken. Ähnlich wie eine Ziege, die sich nur die feinsten Kräuter heraussucht, statt die Wiese abzuweiden und wahllos alles in sich hineinzufressen.

Die Alternative:

Für mich ist es vor allem essentiell, dass wir uns gute und möglichst naturbelassene Zutaten auf den Grillrost legen.

Das bedeutet: Statt Würsten nehmen wir Rindssteaks, Schweinekoteletts, Hühner- oder Putenfilets oder Fisch.

Wir kaufen keine fertig marinierten Lebensmittel. Stattdessen können wir zum Beispiel eine Marinade aus Olivenöl, Salz, Pfeffer, Knoblauch und Kräutern wie Rosmarin, Thymian oder Organo selber machen.

Wir bereiten uns Grillspieße mit Hühner- oder Putenfleisch und viel Gemüse selbst zu.

Statt fertiger Grillsaucen oder Ketchup können wir uns Saucen auf Joghurtbasis vorbereiten.

Kräutersauce:
Wir vermischen 250 ml weißes Joghurt mit gehackten Kräutern und schmecken mit Salz und Pfeffer ab. Im Kühlschrank noch mindestens eine halbe Stunde ziehen lassen.

Knoblauchsauce:
Wir vermischen 250 ml weißes Joghurt und je nach Geschmack drei bis fünf zerdrückte Knoblauchzehen und schmecken mit Salz und Pfeffer ab. Im Kühlschrank noch mindestens eine halbe Stunde ziehen lassen.

Beilagen

Salat
Marion und ich waren gemeinsam in Italien, um an diesem Buch zu arbeiten. Wir haben gemeinsam ein Ferienhaus gemietet und waren noch etwas unorganisiert, als wir beschlossen, uns am Abend Penne und Basilikum-Pesto mit Tomaten- und Gurkensalat zu machen.

In der Küche war es nach unseren Einkäufen noch etwas chaotisch. Manche Dinge hatten wir doppelt gekauft (zum Beispiel den Rotwein) und andere gar nicht (zum Beispiel ein Geschirrspülmittel). Beim Olivenöl hatte ich mich darauf verlassen, dass Marion eins nehmen würde und sie hatte sich darauf verlassen, dass ich eins nehmen würde. Zum Glück fand sich noch ein Rest in einem Fläschchen vom Vormieter in einem der Küchenkästen.

Die Tomaten und Gurken waren schon geschnitten und eingesalzen. Wir salzen sie immer gleich nach dem Schneiden. Es schmeckt besser, wenn das Salz ein bisschen einziehen kann. Beim Pesto passierte uns das Malheur.

Vor lauter Begeisterung über die drei riesigen Basilikumstöcke im Garten für unser Pesto, das wirklich gut gelungen war, haben wir den Rest des kleinen Olivenölfläschchens hineingekippt und komplett darauf vergessen, dass wir uns so erfolglos aufeinander verlassen hatten.

Da standen wir also vor der Schüssel mit den Tomaten und Gurken ohne Öl und dem fettig-glänzenden Pesto, das auf Kosten der Salate so gut geworden war. Noch einmal zum Supermarkt zu fahren, war sinnlos, es war halb neun und alle Geschäfte zu.

Die Alternative:

Wir betrachteten den Salat genauer. Trocken sah er nicht gerade aus. Durch das Salzen war sowohl bei den Tomaten als auch bei den Gurken sehr viel Flüssigkeit ausgetreten. Es schmeckte sehr intensiv.

Wir schnappten uns ein Küchenmesser und machten uns auf Kräuterjagd im Garten. Was immer wir in der Dämmerung fanden, schnitten wir ab: Basilikum, Rosmarin, Salbei. Wir hackten den Kräuterberg fein, mischten ihn unter die Tomaten und Gurken und gaben etwas Essig und Pfeffer dazu. Es schmeckte hervorragend.

Um ehrlich zu sein, wir haben eigentlich gar keinen Unterschied gemerkt. Die Tomaten, Gurken und Kräuter hatten so einen intensiven Geschmack, dass wir das Öl gar nicht mehr brauchten.

Öl

Ein Esslöffel Olivenöl hat 125 kcal. Olivenöl ist ein gutes Öl, aber ich habe in Italien gelernt, dass wir manchmal auch ohne auskommen. Bei Salat funktioniert das ohne Geschmackseinbußen, sofern die Qualität der anderen Salatzutaten sehr gut ist. Schwierig ist es, wenn das Gemüse lausige Qualität hat. Dann haben wir die Tendenz, den Salat mit Olivenöl zu ertränken. Mit gutem, regionalem Gemüse können wir also viele Kalorien einsparen.

Gemüse

Gemüse hat an sich schon wenige Kalorien, aber noch wichtiger ist die Geschmackskomponente. Regionales, saisonales Gemüse ersetzt durch den intensiven Geschmack fettige Saucen und schwere Beilagen wie Pommes frites, fette Aufläufe oder Sahnegratins.

Die Alternative:

Wir können uns angewöhnen, so oft wie möglich saisonales Gemüse entweder zu dünsten oder auch kurz anzubraten.

Nachspeisen

Eis

Ein Magnum Mandel hat eiskalte 330 kcal. Das ist eine Menge für etwas, das wir auch noch möglichst schnell aufschlecken müssen, weil es uns sonst über den Ellbogen heruntertropft. Allerdings gibt es Situationen, die nur mit einem Eis durchzustehen sind. Die hässlichen Momente des Lebens möchte man am liebsten einfrieren.

Die Alternative:

Mario, ein guter Freund, brachte mir einmal bei, wie man ganz leicht selbst sehr leckeres Eis herstellt. Er pürierte eine sehr reife Banane im Mixer mit etwas Wasser, bis ein dicker Brei entstand. Diesen Brei stellte er ins Tiefkühlfach, bis er gefroren war und rührte gelegentlich mit einer Gabel um. Es war tadelloses Bananeneis, das wir sofort gemeinsam verputzten.

Ich habe diesen Trick noch verfeinert. Ich rührte geriebene Nüsse unter das Bananenpüree und bekam tolles Nusseis.

Sicher, Bananen sind nicht gerade die Light-Variante unter den Obstsorten. Mit 95 kcal pro 100 g kommen wir schnell einmal auf 120 kcal pro Banane. Unser Ziel ist es hier aber nicht, festzustellen, dass eine Banane mehr Kalorien hat als eine Karotte oder ein Apfel, sondern Eis zu ersetzen.

Als selbstgemachte Alternative zu ein, zwei oder drei Magnum taugt so ein Bananeneis also trotzdem. Es schmeckt mindestens genauso gut und wenn es unserem Körper auch noch Vitamine bringt, haben wir etwas für uns getan. Schon wieder so ein kleiner Sieg und ein Fall für den Leuchtstift.

Zwischenmahlzeiten

Kuchen, Mehlspeisen, Torten, Süßigkeiten
Sie sind das Besondere in jedem Speiseplan. Als Besonderheiten sollten wir sie auch behandeln und inszenieren.

Wenn wir uns jeden Tag einen Kuchen in der Plastiktüte im Supermarkt kaufen, ist das nichts Besonderes. Sich jeden Tag den gleichen Früchteplunder in der Bäckerei zu holen, ist eine Gewohnheit und nicht etwas, das man sich ausnahmsweise einmal gönnt.

Auch ich nasche in der Arbeit gerne Schokoriegel und Gummibären aus der Schreibtischlade. Aber ich habe nicht das Gefühl, dass die Süßigkeiten gut inszeniert sind.

Die Alternative:
Meine Idee ist, sich gelegentlich etwas ganz Simples selber zu backen. Nicht, weil wir dann drauf schauen können, dass wir die Kalorienbombe gleich von vornherein entschärfen. Es geht darum, den Prozess der Entstehung voll auszukosten.

Bei der Do-it-yourself-Variante haben wir natürlich deutlich mehr Aufwand, als Süßes im Plastiksack in den Einkaufswagen zu werfen. Aber ich finde es irgendwie schade, wenn wir uns bei einem Kuchen nur auf einen kleinen Teil des Ganzen beschränken, auf das Essen. Aus so einem Teig ist noch so viel mehr herauszuholen. Das Kosten, der tolle Geruch in der Wohnung, eventuell die Freude der Kinder. Das alles gehört mit zum Genuss. Wir können uns das Resultat unserer Arbeit auf der Zunge zergehen lassen.

Meine Oma hat einen großen Baum mit Herzkirschen. Jedes Jahr halte ich mir die letzten beiden Wochenenden im

Juni frei. Es ist die optimale Zeit, die Kirschen zu ernten. Sie sind genau an der Kippe zur Überreife, schon dunkelrot fast schwarz, aber noch nicht verfault und mega-süß. Dann fahre ich mit den kleineren Kindern in die Steiermark zum Kirschenessen und Kirschenpflücken.

Die Kirschen-Wochenenden sind ein großes Ereignis für uns. Sie ziehen sich jedes Jahr noch in die folgende Woche hinein, weil wir zuerst Kirschmarmelade machen und danach Kirschkuchen. Ich friere dann noch Früchte ein, damit wir auch im Winter Kirschkuchen backen können. Ein paar Wochen ist bei uns alles kirschrot.

Meine Freundinnen sind regelmäßig fassungslos, dass ich selbstgebackenen Kuchen auftische, wenn sie zum Kaffee zu mir kommen. Dabei backe ich nicht einmal besonders gern. Es gibt immer ein größeres Drama, wenn auch nur eine klitzekleine Zutat fehlt, zum Beispiel der Eischnee. Ich vergesse immer eine klitzekleine Zutat. Beim Kochen lässt sich noch improvisieren, wenn etwas vergessen wurde. Beim Backen ist das unmöglich.

Deshalb mache ich am liebsten den Idiotenkuchen, wie ich ihn vor meinen Freundinnen nenne. Den kann jeder schaffen, bei dem vergesse nicht einmal ich was. Zweiter Vorteil: Wir können ihn in verschiedensten Variationen den ganzen Sommer hindurch machen, je nachdem, welches Obst gerade reif ist, mit Marillen, Kirschen oder Zwetschken. Im Winter funktioniert es auch mit eingefrorenem Obst.

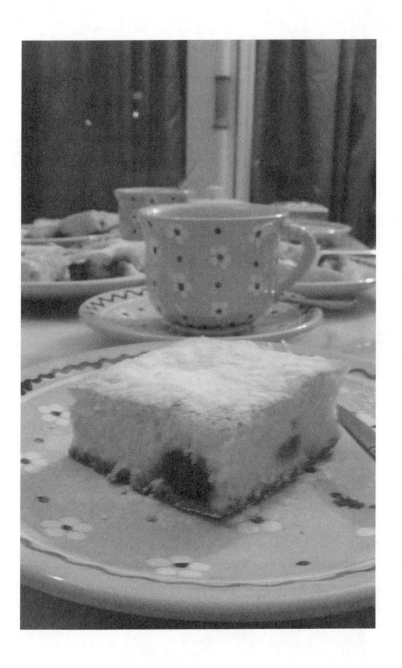

IDIOTENKUCHEN

Zutaten:

- 300 g Mehl
- 300 g Rama (länger heraußen vom Kühlschrank liegen lassen, damit sie weich ist)
- 250 g Zucker
- 6 Eier
- 1 TL Backpulver
- Zimt
- Ca ¾ kg Obst entsteint, Zwetschken und Marillen halbiert (eingefrorenes Obst sollte aufgetaut sein, bevor wir es auf den Kuchen geben)

Backrohr auf 140 Grad aufheizen.

Wir teilen die Eier in Eigelb und Eiweiß. Das Eiweiß schlagen wir mit dem Mixer zu Eischnee und stellen ihn in den Kühlschrank.

Mit dem Mixer verrühren wir die Eigelb mit dem Zucker, der Butter und der Milch, bis es ein bisschen schaumig ist.

Dann verrühren wir das Mehl mit dem Backpulver und verrühren beides langsam mit der Eimasse.

Jetzt heben wir ganz langsam und vorsichtig den Eischnee unter die Masse. Bloß nicht mit dem Mixer, der Eischnee würde zusammenfallen. Wir nehmen einen großen Suppenlöffel und heben zuerst das erste Drittel unter, bis der Eischnee gut vermengt ist, dann das zweite und danach erst das dritte Drittel.

Wir belegen ein Backblech mit Antihaft-Backpapier und streichen die ganze Masse drauf, bis sie überall gleich hoch ist.

Wir verteilen das Obst gleichmäßig und streuen etwas Zimt darüber.
Ab in den Ofen für circa 40 Minuten.
Achtung: Ich hatte bei unterschiedlichen Backzeiten bei unterschiedlichen Öfen unterschiedliche Ergebnisse und rate daher zu einem Probelauf. Wenn man mit selbstgebackenem Kuchen Eindruck schinden will, kommt es nicht so gut, wenn man einen schwarzen Boden abkratzen muss. Das ist sehr mühsam, das weiß ich aus Erfahrung.
Kuchen schneiden und mit Staubzucker bestreuen.

Der Idiotenkuchen ist natürlich vom Kaloriengehalt her kein roher Karottensalat, das ist ganz klar. Die Mission ist aber auch eine ganz andere. Aktuell hier, in Level 3, geht es nur darum, wie wir die Dauernascherei reduzieren.

Etwas, das wir mit einigem Aufwand selbst fabriziert haben, essen wir automatisch seltener. Dadurch wird so ein Kuchen zu etwas Besonderem, das den ständigen, unbewussten Süßigkeitskonsum drosselt. Wie er ersetzt wird, lernen wir in späteren Levels.

Alles, was unseren Weg kreuzt

Wenn wir es gewohnt sind, immer wieder Zwischenmahlzeiten einzunehmen und sehr schwer widerstehen können, wenn gewisse Köstlichkeiten im Laufe des Tages unseren Weg kreuzen, müssen wir uns vorher wappnen. Mit einer mobilen Vorratskammer, nennen wir es den kleinen Notfallkoffer.

Bevor wir vollkommen unkontrolliert irgendwas in uns hineinstopfen, machen wir uns lieber über das her, was wir für diesen Notfall eingepackt haben:

- Gekochte Eier
- Hüttenkäse oder Topfen
- Nüsse
- Äpfel
- Thunfischsalat mit Gemüse
- Trockenpflaumen

Achtung: Das Ziel ist nicht, jeden Tag bei der kleinsten Gemütsregung unseren Notfallkoffer leer zu fressen.

In Flugzeugen gibt es einen versiegelten Notfallkoffer, den ein anwesender Arzt, wenn ein Notfall auftritt, öffnen darf. Dazu muss er sich ausweisen und die Öffnung des Koffers mit einer Unterschrift bestätigen.

Ganz so streng sind wir mit unserem Futter- Überlebenskoffer natürlich nicht, aber der Anlass, den Koffer zu plündern, sollte schon ein ernsthaftes Mayday sein. Etwas, dem wir einfach nicht mehr widerstehen können. Eine essbare Idiotie, bei der uns der Speichel aus dem Mund tropft wie einem Tierheimhund beim Anblick eines Rindersteaks. Notfall, wie gesagt.

Wenn nur irgendwo irgendwas gut riecht oder appetitlich aussieht, gilt der Befehl an uns selbst: Finger weg und beherrsch dich.

Tüteneis
Eine normale Eistüte hat 417 kcal pro 100 Gramm. Da eine durchschnittliche Eistüte um die 10 bis 15 Gramm wiegt, kommen durch die Eistüte mindestens 50 kcal dazu. Wenn wir die Luxusvariante der Eistüte mit Schokolade/Haselnuss- Überzug wählen, können daraus auch sehr schnell 100 oder 200 kcal werden. Die meisten Abnehmregeln besagen: Eis kommt nicht in die Tüte. Stimmt.
Die Alternative:
Die Tüte ist nicht das, was das Eis essenswert macht. Eigentlich ist sie nahezu geschmacklos. Es ist nicht schwer, sie einfach wegzulassen, spart aber ansehnlich Kalorien.
Icecream-to-go können wir uns im Becher bestellen.
Im Sinne eines hübscheren Ambientes, wie wir es auf Level 1 gelernt haben, gefällt es mir besser, sich das Eis in einem Glas servieren zu lassen und es im Sitzen zu löffeln, statt damit die Einkaufsstraße auf und abzurennen.
Selbst die kleinen Eis-Buden haben oft Sitzmöglichkeiten. Genuss braucht Weile und seien es nur ein paar Minuten Eis-Zeit.

Knabberzeug
Fernseher und Chips, Soletti oder kleine Brezen gehören offenbar zusammen. Sie scheinen mit einem unsichtbaren Kabel oder per WLAN verbunden zu sein. Kaum drückt man auf die Fernbedienung, wird im Hirn der Knabberdrang in Gang gesetzt. Das ist auch so eine Marotte von den Basalganglien.
Die Alternative:
Wenn wir uns vor dem Fernseher wieder einmal so ganz und gar nicht beherrschen können und unbedingt knabbern

müssen, nehmen wir lieber Pistazien oder Popcorn. So erstaunlich das klingt, beide sind kalorienärmer als zum Beispiel geröstete Erdnüsse oder Chips. Wir futtern sie auch nicht gleich aus der Packung.

Wir suchen uns vielmehr eine hübsche, kleine Schale, die Betonung liegt dabei auf klein. Die Idee dabei ist nämlich nicht nur, vom Wenn-ich-nur-aufhören-könnte zu einem stilvollen Genuss zu finden. Die Idee ist vielmehr, dass nicht die ganze Packung Knabbereien in diese Schale passt. Der Hintergedanke ist klar. Das erschwert es uns, gleich die ganze Packung auf einmal aufzuessen. Es ist leichter, den Rest zu verschließen und ihn für den nächsten Fernsehabend aufzuheben.

Getränke

An der Neurochirurgie hatte ich einmal einen Kollegen, dessen Flüssigkeitszufuhr ausschließlich aus Coca-Cola bestand. An sich schon übergewichtig, entwickelte er dann auch noch eine Magenproblematik und stellte sein Coca-Cola-Leben von einen Tag auf den anderen um. Er trank nur noch Leitungswasser und nahm sehr, sehr rasch einiges an Gewicht ab.

Wer sehr viele gezuckerte Getränke trinkt und plötzlich auf Wasser umsteigt, braucht regelmäßig Zufuhr an Nährstoffen. Ein zu radikaler Gewichtsverlust kann sehr unangenehme Konsequenzen haben, das haben wir zu Anfang des Buches schon gelernt. Zumindest darf man sich schon einmal auf ein sehr starkes Hungergefühl einstellen.

Die Alternative:

Die Sache etwas langsamer und vorsichtiger angehen. Jedes Mal, wenn wir es geschafft haben, ein gezuckertes Getränk durch Wasser oder ungezuckerten Tee zu ersetzen, haben wir einen Riesen-Erfolg geschafft.

Was wir trinken, hängt auch von den Jahreszeiten ab. Für alle, die sich im Frühling oder Sommer auf Level 3 befinden, ist Wasser mein klarer Favorit. Ich habe immer eine schöne Glaskaraffe voll Leitungswasser im Kühlschrank stehen, weil ich kühles Wasser am liebsten mag.

Wir können Wasser auch mit Eiswürfeln trinken, mit Minze, mit Zitronensaft oder Limetten.

Wir können Pfefferminztee oder Hagebuttentee kochen und uns als Eistee in den Kühlschrank stellen.

Im Winter bin ich ein großer Fan von Tees. Wer jetzt vielleicht die Nase rümpft, könnte zumindest beginnen, mit neuen Sorten zu experimentieren. Tee ist längst nicht mehr nur Schwarztee oder Früchtezauber.

Unlängst hat eine meiner kleinen Töchter auf der Strecke zwischen meiner Wohnung und dem Kindergarten ein neues Geschäft mit biologischen Tees, Gewürzen und Duftölen entdeckt.

Jedes Mal, wenn ich dort hinein gehe, ist das eine neue, tolle Erfahrung und ich komme mit etwas heraus, das ich bisher noch nicht kannte. Manches davon entpuppt sich als neuer Geschmacks- oder Geruchsfavorit, anderes kaufe ich nur einmal. Aufs Probieren aber freue ich mich jedes Mal wieder.

Alkohol
Alkohol regt den Appetit an und kann einen Heißhunger auf Kohlenhydrate auslösen. Das kann man als Grundregel ruhig einmal so stehen lassen.

Darüberhinaus wirkt Alkohol auf jeden Menschen anders und ist deshalb ein Fall fürs Essensprotokoll: beobachten und notieren.

Essen wir mehr, wenn wir Alkohol trinken?

Essen wir anders?

Verändert sich etwas an unserem Kohlenhydrat-Konsum?

Essen wir mehr Brot, Nudeln oder Süßigkeiten?

Liebhaber von Schirmchen in Gläsern sollten sich von dieser Vorliebe verabschieden, daran gibt es nichts zu beschönigen. Mixgetränke und hochprozentige Spirituosen haben schnell einmal den Kaloriengehalt einer ganzen Speise. Wir haben also die Wahl: Cocktail oder Hauptgang eines Menüs.

Die Alternative:

Im Kalorien-Vergleich ist es besser, ein kleines Glas Wein zu trinken als ein großes Bier, so viel ist klar.

Ich trinke manchmal sehr gerne einen Glühwein mit meinen Freundinnen, aber wir haben es uns abgewöhnt auf irgendeiner hektischen Einkaufsstraße oder auf einem überfüllten Weihnachtsmarkt Glühwein zu trinken. Wir treffen uns jetzt lieber bei einer von uns zuhause und jeder bringt etwas mit: Rotwein, Orangen zum Auspressen, Glühweinzutaten wie Zimt und Gewürznelken und Rohrzucker. Wir machen uns einen gemütlichen Abend und kochen gemeinsam Glühwein. Der hat weniger Zucker und daher weniger Kalorien als das picksüße Gesöff auf den Weihnachtsmärkten, dafür aber weit mehr Geschmack.

In Wahrheit geht es bei diesen Treffen schon lange nicht mehr um den Glühwein. Er ist nur die Ausrede, der Anlass, gemeinsam zu genießen, den duftenden Glühwein, das heimelige Kerzenlicht, den Riesen-Spaß und die langen Gespräche. Das ist es, was uns wirklich in Erinnerung bleibt.

Wer sind die üblichen Verdächtigen?

Ein Forscherteam der Harvard Medical School in Boston wollte genau wissen, welche Lebensmittel uns am ehesten dick machen. Sie werteten die Daten von mehr als 120.000 Personen über einen Zeitraum von 20 Jahren aus, um Rückschlüsse zu ziehen, welche Lebensgewohnheiten zu Übergewicht führen.

Die Auswertung der Lebensmittel förderten die Turbo-Figurkiller ans Tageslicht.

Jede zusätzliche Portion von 30 Gramm Chips schlug sich nach vier Jahren in Form von 770 Gramm Gewichtszunahme nieder.

Auch Pommes frites sollten wir meiden, wenn uns unsere Figur lieb ist.

An dritter Stelle waren zuckerhaltige Limonaden und danach Süßigkeiten. Diese Lebensmittel machen also erwiesenermaßen dick. Zu unserem Auftrag für Level 3 gehört nun auch, dass wir gezielt unsere Essensprotokolle durchforsten und überprüfen, wie oft wir diese Lebensmittel konsumieren.

Chips, Pommes frites, zuckerhaltige Limonaden und Süßigkeiten sollten ab jetzt die Nahrungsmittel sein, auf die wir besonders genau achten.

Jedes Mal, wenn wir uns über Chips, Pommes oder Süßes hermachen wollen, gehen wir einen Moment in uns und durchdenken noch einmal:

Brauche ich das jetzt wirklich?

Welche Möglichkeit gibt es das zu ersetzen?

Kann ich es vielleicht hinauszögern und etwas später essen?

Der Piña Colada-Effekt

Vorigen Sommer war ich mit meiner Mutter und meinen kleinen Töchtern drei Wochen auf Kuba. Es war eine unglaublich tolle Reise. Wir fuhren durchs Land und wechselten alle paar Tage die Unterkunft. Einmal waren wir wieder privat untergebracht und Thomas, unser Gastgeber, lud uns auf selbst gemixte Piña Coladas ein.

Thomas' Haus war ein wunderschöner Bungalow an der Südküste von Kuba, in der Bahia de Conchinos. Hinter dem Haus war ein Garten, wo alle tropischen Früchte wuchsen, die wir sonst nur von Bildern oder als traurigen, unreifen, exportierten Abklatsch im Supermarktregal kennen: Bananen, Ananas, Mangos, Kokosnüsse und granatrote Birnen.

Thomas hat uns eine Piña Colada gemixt, die nichts mit dem Getränk zu tun hat, das ich bisher unter diesem Namen kannte. Er hat selbst pürierten Ananassaft verwendet und dazu selbst gemachte Kokosmilch, beides mit frischen Früchten aus dem Garten. Dazu kubanischen Rum in so einer Menge, dass ich nach dem letzten Schluck fast nicht mehr reden konnte. Das war aber auch kein normales Cocktailglas, es hatte eher das Ausmaß einer mittleren Blumenvase.

Um diesen Moment voll auszukosten, haben meine Mutter und ich in den Schaukelstühlen auf der Veranda auch noch Zigarren aus Havanna geraucht und das obwohl wir immer schon überzeugte Nichtraucher gewesen sind.

Diese Piña Colada war so unglaublich gut und so einzigartig aufgrund der Frische der Zutaten, dass man sie in den besten Cocktailbars nicht finden wird. Selbst der Weltmeister der Barkeeper ist nur so gut wie seine Zutaten, und die wenigsten werden mit der Machete in den Garten gehen können, um frische Ananas abzuhacken.

Seither hatte ich nie mehr Lust auf eine Piña Colada von jemanden ohne kubanischen Garten. Ich hätte einfach keine Lust auf einen künstlichen Ananasgeschmack oder irgendein Aroma.

Das ist er, der Piña Colada-Effekt.

Egal, was wir zubereiten oder kochen, wir verwenden die beste Qualität, das Reifste, Frischeste, am wenigsten weit Gereiste. Vor allem geben wir uns auf keinen Fall mit etwas Schlechterem zufrieden. Vorher verzichten wir.

Ich glaube, bei allem, was wir unserem Körper an Essen und Getränken zumuten, können wir die Latte nie hoch genug legen. Schließlich wird unser Geschmack immer feiner, je besser und feiner wir essen. Deshalb warten wir lieber ab, verzichten zwischendurch und freuen uns auf die echte Piña Colada, wonach immer sie schmeckt.

MONAT 4
Level 4
Zeit für uns selbst

Übergewicht kommt nicht nur vom Essen.

Schönen guten Tag auf Level 4, wir befinden uns im Schönheitssalon unseres Slow Slim-Spiels.

Hier rechts sehen wir die Garderobe, hier können wir ablegen, was uns beim Wohlfühlen behindert und damit sind nicht nur die Kleider gemeint. In die Kästchen kommt alles, was schwer an uns hängt, zum Beispiel das Gefühl der Unzulänglichkeit, weil wir den dürren Schönheitsidealen unserer Gesellschaft nicht entsprechen.

In dem Regal oben verstauen wir die schiefen Blicke der anderen. Auf den Kleiderhaken können wir die Scham über unsere überschüssigen Kilos an den Nagel hängen.

Sind wir das alles los, gehen wir weiter in die Nassräume, wo wir unserem Selbstbewusstsein Dampf machen und in der Sauna erkennen, dass vieles von dem, was die Frauenzeitschriften so daherschreiben, wie wir zu sein und wie wir uns zu fühlen haben, heiße Luft ist.

Anschließend lassen wir unseren Körper in der Kosmetikabteilung verwöhnen und uns von unseren Spiegelbildern sagen, wie sehr sie uns mögen. Zum Schluss legen wir uns im Ruheraum noch ein Stündchen auf die verdiente faule Haut, in der wir endlich wieder gerne stecken. Das machen wir jetzt einen ganzen Monat lang.

Die Mission: Wir gönnen uns Schönheit

Auf Level 4 arbeiten wir daran, uns selbst ein bisschen schöner zu machen, um uns wohler zu fühlen, mehr Selbstbewusstsein zu bekommen und unseren Körper mehr zu achten. Auch das hat mit dem Abnehmen zu tun. Übergewicht kommt nämlich nicht nur vom Essen. Der Kampf gegen das Gewicht ist nicht der einzige, den wir führen müssen.

Schönheit, sagt man, liege im Auge des Betrachters. An sich ein schöner Satz, demnach Schönheit nicht gleich Schönheit ist. Nicht jedem gefällt dasselbe. Schönheit muss nicht einmal von etwas ausgehen, das schön ist. Es geht von etwas aus, das man schön findet. Damit kratzt der Satz an der äußeren Schönheit und lässt die innere aufleuchten. Tja, Philosophie kann so etwas Schönes sein.

Die Wirklichkeit ist weniger schön.

Immer mehr Studien zeigen, wie sehr Übergewichtige von der Gesellschaft diskriminiert werden. Im Berufsleben werden sie seltener zu Vorstellungsgesprächen eingeladen und wenn doch, haben sie viel geringere Chancen, den Job auch zu bekommen. Auch bei Beförderungen werden sie eher übergangen als die sogenannten Schönen. Es ist statistisch erwiesen, dass sich sogar Ärzte weniger Zeit für ihre übergewichtigen Patienten nehmen.

Insgesamt also leiden übergewichtige Menschen unter einer Stigmatisierung ihrer Körperfülle. Oft hält die Umgebung sie für faul, schwach und antriebslos. Diese Diskriminierung ist eine zusätzliche Belastung, die den Kreislauf des Nicht-Abnehmens hübsch in Schwung hält. Die Herabwürdigung bedeutet mehr psychosozialen Stress, der mehr Cortisol-Ausschüttung zur Folge hat, was uns dazu bringt, noch mehr zu essen, wodurch gleichzeitig unsere Selbstachtung schrumpft und wir immer weniger Selbstvertrauen haben. Das alles geht auf einmal.

Damit ist die Sache noch immer nicht gegessen.

Besonders heimtückisch ist es, dass Übergewichtige in einer Art Bewältigungsstrategie die Vorurteile ihrer Umgebung oft übernehmen. Sie glauben, was ihnen nachgesagt wird und halten sich irgendwann selbst für faul, undiszipliniert und schuldig an ihrer gepolsterten Figur.

Von psychotherapeutischer Seite stand in der Adipositas-Therapie bisher immer die Arbeit an der Selbstkontrolle, an der Veränderung des Lebensstils und an der richtigen Zielsetzung im Vordergrund. Nachdem nun zunehmend nachgewiesen wird, welchen Stressfaktor die Diskriminierung für die Abnehmwilligen eigentlich darstellt, werden in Zukunft der Umgang damit und die Stärkung des Selbstvertrauens zunehmend wichtiger werden. Slow Slim geht da schon einmal mit gutem Beispiel voran und eröffnet auf Level 4 den Spa.

Im Wohlfühlmonat üben wir alle bisher erlernten Fähigkeiten weiter und stabilisieren sie. Wie in jedem Computerspiel sind uns die ersten drei Levels jetzt schon sehr vertraut und gehen uns immer leichter von der Hand.

Was neu dazukommt, ist auf den ersten Blick nichts, was wir üben müssten. Jeden Tag etwas dafür zu tun, um uns attraktiver zu finden, sollte ja keine lästige Pflicht sein. Dass es auch keine Selbstverständlichkeit ist, erkennen wir möglicherweise erst, wenn wir über die tägliche Verschönerungsaktion nachdenken. Irgendeine klitzekleine Tätigkeit, die wir heute nur für uns tun.

Kann ja nicht so schwer sein, dachte sich auch eine Studienkollegin von mir, die das ausprobiert hat. »In den ersten paar Tagen ist mir tatsächlich nichts eingefallen«, erzählte mir Katharina. Sich die Augenbrauen zu zupfen, erschien ihr zu banal, für größere Vorhaben hatte sie keine Zeit. »Erstaunlich«, sagte sie. »Ich dachte nicht, dass man sich dabei so anstellen kann. Es gibt also wirklich was zu üben.«

Das Ausmaß der Mission Schönheit bestimmen wir selbst und alles ist erlaubt. Sich die Augenbrauen zu zupfen, ist vielleicht keine herausragende Seltenheit im üblichen Pflegeprogramm. Es aber ganz bewusst zu tun, sich praktisch Haar für Haar attraktiver zu machen, genügt schon für einen Tag auf Level 4.

Absolut essentiell dabei ist, dass wir uns ausschließlich darauf konzentrieren. Für ein paar Minuten besteht die Welt aus unseren Augenbrauen und einer Pinzette. Wir lassen uns nicht ablenken, wir tun nichts anderes nebenbei und wir versuchen, diese eine Tätigkeit so perfekt wie möglich durchzuführen.

Was immer es auch sei.

Wir feilen uns die Fingernägel, als arbeiteten wir an einem Kunstwerk. Haben wir nicht genug Zeit für alle zehn, bringen wir eben nur zwei in Form. Dann haben wir die nächsten fünf Tage auch noch was zu tun.

Wir gehen einmal öfter zum Friseur als sonst.

Wir gönnen uns einen Abend in der Sauna.

Wir fahren ein Wochenende in eine Therme.

Wir nehmen uns bewusst Zeit für die Haarwäsche, lassen die Haarkur lange einziehen und machen anschließend noch eine Spülung mit kaltem Wasser und etwas Essig.

Wir nehmen ein Vollbad mit Öl.

Wir machen ein Peeling und cremen uns danach ausgiebig ein.

Wir bräunen uns die Beine in der ersten Frühlingssonne oder, wenn Level 4 in einen Wintermonat fällt, im Solarium.

Wir bereiten in Ruhe die Kleidung für den nächsten Tag vor.

Wir nehmen uns die Zeit, passenden Schmuck auszusuchen.

Wir kaufen uns etwas zum Anziehen und suchen uns ohne Eile etwas aus, in dem wir jetzt gut aussehen und nicht irgendwann, wenn wir einmal abgenommen haben.

Wir machen eine ausgiebige Pediküre mit Fußpeeling oder Fußbad und gönnen uns einen Nagellack in unserer Lieblingsfarbe für die Zehen. Wir machen unsere Füße quasi sandalenfit, wie das die Frauenzeitschriften gerne schreiben. Mit dem Unterschied, dass wir es diesmal nur für uns tun.

Wir achten dabei nicht auf die Jahreszeit. Wir machen unsere Füße auch in den Wintermonaten sandalenfit, also wirklich nur für uns und nicht für wohlwollende Blicke anderer.

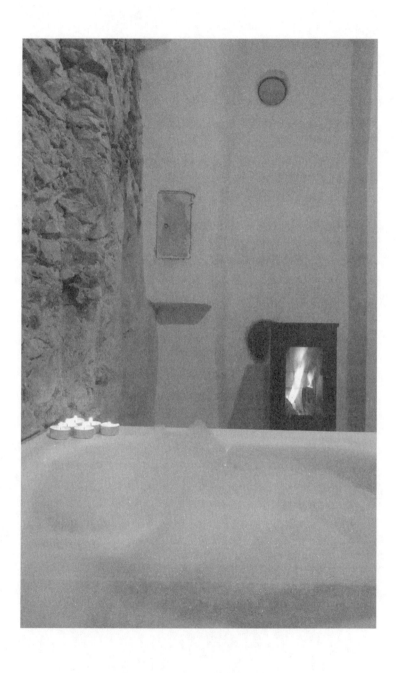

Wir nehmen uns Zeit unsere Zähne regelmäßig so zu pflegen, wie wir eigentlich sollten, inklusive Zahnseide und Mundspülung.

Wir melden uns für die längst überfällige Mundhygiene an. Nicht nur aus gesundheitlichen Gründen, weil es einfach unseren Zähnen und unserem Zahnfleisch gut tut, sondern vor allem, um uns wieder richtig gut zu fühlen mit weißeren, glatten Zähnen und einem Lächeln, das wir nicht verstecken.

Die Art, wie wir mit uns umgehen, nennt man Respekt. Wir erweisen ihn unserem Körper, und zwar jetzt schon, und nicht erst, wenn die Waage irgendeine schlankere Zahl anzeigt. Wir nehmen uns Zeit, uns die Zeit zu nehmen und fragen uns dabei:

Wie gehen wir eigentlich mit unserem Körper um?

Behandeln wir ihn wie etwas, das uns was wert ist?

Haben wir die Achtung vor uns selbst, die wir haben sollten?

Wiegen wir vielleicht deshalb zu viel, weil wir uns sonst kein Gewicht geben?

In einem Nachtdienst in der neurochirurgischen Abteilung, an der ich vor ein paar Jahren gearbeitet habe, unterhielt ich mich einmal mit Sabine, einer Krankenschwester, über die Gewichtsprobleme, die sie früher hatte. Es war sehr spät, wir waren beide müde und tranken Kaffee, während wir auf einen Rettungstransport mit einem Patienten warteten.

»Damals«, erzählte Sabine, »konnte ich mich lange gar nicht mehr sehen, am liebsten hätte ich alle Spiegel zugehängt. Mein einziger Gedanke war, wie ich so schnell wie möglich diese Kilos loswerden könnte. Ich hatte das Gefühl, mich nicht mehr anschauen zu können bis dahin.«

Indirekt kam auch immer mehr Druck von ihrer Umgebung. Ständig hatte irgendjemand einen guten Tipp für sie parat und immer klang durch, wie sie sich denn um Himmels willen so gehen lassen konnte.

»Jetzt, im Nachhinein«, sagte Sabine, »glaube ich, dass ich mich während dieser Zeit auch irgendwie für mein Übergewicht bestraft habe. Unbewusst habe ich wahrscheinlich gedacht, dass ich es nicht verdiene, mich toll anzuziehen oder mich schön zu machen, solange ich so dick war. Der Effekt war, dass ich immer mehr abgesandelt bin. Ich trug nur mehr Leggins und ultraweite T-Shirts und fühlte mich wie der allerletzte Putzfetzen.«

Sabine hatte zwei schwierige Schwangerschaften hinter sich und war auch durch eine Lungenkrankheit ihres Kindes sehr belastet gewesen. In ihrer Sorge und ihrem Kummer hatte sie sich mit Schokolade und Kuchen beruhigt und getröstet. Alles ging gut. Ihre Kinder waren längst gesund und schon im Kindergarten und in der Schule, nur das Übergewicht war noch immer da.

»Ich wollte mir gar keine neuen Sachen kaufen oder mich irgendwie zurechtmachen«, erzählte Sabine weiter, »ich glaubte wirklich, so fett, wie ich war, würde ich sowieso wie eine wandelnde Katastrophe ausschauen, egal was ich anhatte. Irgendwie dachte ich immer, sobald ich abgenommen hätte, würde ich mir als Belohnung etwas Schönes zum Anziehen kaufen.«

Die Hoffnung war reichlich unrealistisch. Sabine hatte über all die Jahre keinen Deka abgenommen, im Gegenteil, sie hat weiter zugelegt. Ständig zog sie die ewiggleichen Fetzen an, die sie schon nicht mehr sehen konnte.«Dadurch war ich noch mehr gestresst und konnte mich noch weniger anschauen und musste mir wieder Schokolade kaufen, weil für mich meine Lage einfach hoffnungslos war.«

Sabine befand sich im schon bekannten Kreislauf aus Cortisol, Stress, Essen, noch mehr Cortisol, noch mehr Stress-Essen. Der körpereigene Mechanismus funktionierte einwandfrei.

Im Detail geht dabei Folgendes vor sich.

Sind wir im Stress, sendet die Großhirnrinde Signale an den Hypothalamus. Der spurt in der Sekunde und rüttelt die Nebennierenrinde wach, die sich sofort dranmacht, Cortisol zu bilden. Um die Stresssituation durchzustehen, braucht der Körper nämlich Energie. Sie ihm zu liefern, ist die Aufgabe des Stresshormons. Das macht das Cortisol auch brav, indem es Stoffwechselvorgänge aktiviert und Fettsäuren aus den Fettzellen freisetzt.

Im ersten Moment hört sich das gut an. Energie für den Körper ist doch immer was Gutes

Sofern diese Fettsäuren aber nicht durch körperliche Bewegung abgebaut werden, lagern sie sich sofort wieder in den Fettzellen ab. Immerhin waren sie in der Steinzeit als Energie im Falle eines Angriffs oder einer schnellen Flucht gedacht, also für schwere körperliche Arbeit.

Um Cortisol zu produzieren, brauchen wir längst keinen Säbelzahntiger mehr. Wir haben heute andere Gefahren mit langen Zähnen. Psychischer Stress wie Belastungen in der Arbeit, Beziehungsprobleme, finanzielle Schwierigkeiten oder Krankheiten versetzen unseren Körper in dieselbe Alarmbereitschaft wie vor Jahrtausenden das Fauchen eines Raubtiers.

Mit dem einzigen Unterschied, dass die freigesetzten Fettsäuren von unserem Körper gar nicht benötigt werden und sie sich deshalb flugs wieder in den Fettzellen ablagern, diesmal auch noch vorwiegend im Gesichts- und Bauchbereich. Das erklärt dann, wieso Stress es schafft, kleine Michelin-Männchen mit Riesenbauch und Mondgesicht aus uns zu machen.

Sabine und ich warteten immer noch auf unseren Patienten und wir machten uns einen zweiten Kaffee. Während ich die Milch aufschäumte, erzählte Sabine weiter:

»Der Wendepunkt kam kurz vor meinem Geburtstag. Es war Juni, ich war bei meinen Eltern eingeladen und saß gemeinsam mit meiner Mutter und meiner Oma auf der Terrasse in der Sonne. Meine Mutter ging kurz ins Haus und kam mit einem rosaroten Billet zurück. Von Papa und mir, sagte sie und wünschte mir alles Gute. Ich war neugierig und machte das Billet sofort auf. Drinnen war ein 150-Euro-Gutschein für einen Plus-size Shop. Ich wusste im ersten Moment überhaupt nicht, was ich sagen sollte, so ein teures Geburtstagsgeschenk hatte ich überhaupt noch nie bekommen. Aber vor allem war es mir peinlich, einen Gutschein für einen Plus-size Shop zu bekommen. Trotz meiner Figur, die ja, wie kaum zu übersehen war, tatsächlich weit jenseits irgendwelcher Stretchjeans von Diesel oder Levi's war.«

Sabines Mutter nahm geschickt die Spannung aus der Situation: »Kauf dir mal was Schönes«, sagte sie, »du hast es wirklich nicht einfach, da hast du dir das jetzt echt verdient.«

Und ihre 93-jährige Oma hängte noch an: »Geh vielleicht in ein richtiges Geschäft und lass dich ordentlich beraten. Wenn du das wieder im Internet bestellst, kannst du ja nichts probieren und musst dich überraschen lassen.«

»Weißt du«, sagte Sabine zu mir und nahm einen Schluck aus ihrer Kaffeetasse, »die Szene erinnerte mich an ein Mafia-Drama aus Hollywood, wo drei Generationen an einem Tisch sitzen und einen Plan aushecken. Ich muss heute noch schmunzeln, wenn ich daran zurückdenke. Aber damals war mir nicht unbedingt nach Schmunzeln. Trotzdem habe ich mich überwunden und bin, als ich wieder in Wien war, in dieses Geschäft gegangen. Gleich am nächsten Tag. Ich habe nicht wie sonst immer gewartet, bis ich vierundzwanzig Stunden nichts gegessen oder das Dinner gecancelt und einen etwas flacheren Bauch hatte. Erstmals habe ich nicht herumgetrickst, bis ich für irgendwelche andere Menschen besser aussehen und mich weniger blamieren würde.«

Der Mut wurde belohnt.

»In dem Shop war eine sehr nette Verkäuferin, die mich so respektierte, wie ich war. Sie brachte mir alle möglichen Stücke zum Probieren. Die Umkleidekabine war sehr angenehm für mich, ruhig, groß, mit einer Sitzgelegenheit, einem großen Spiegel und freundlichem Licht. Da waren keine Duschvorhänge wie in anderen Läden, kein Neonlicht und keine hektischen Verkäuferinnen, die sich wunderten, warum ich nicht und nicht aus der Umkleidekabine herauskommen wollte. Hier stand ich nun und sah mich im Spiegel an, was für ein elendiger Tropf ich doch war mit meinen fettigen Haaren, dem schwarzen T-Shirt und der schwarzen Leggins, von oben bis unten in fünfzig Tönen von Schwarz versteckt. Als ließe sich da überhaupt noch was verstecken.«

Sabine sah nachdenklich in ihre Kaffeetasse, als sehe sie die Szene von damals dort noch einmal.

»Wo war nur die junge Frau geblieben, die sich früher die Haare geglättet hatte? Ich hatte gerne roten Lippenstift getragen, war auf hippe Jeans und Motorrad-Stiefel gestanden, hatte tausend Löcher in den Hosen gehabt und hatte T-Shirts von Rockkonzerten gemocht. Ich war wirklich nur mehr ein Schatten meiner selbst. Ich schälte mich also aus meinen alten, gammligen Klamotten und probierte Jeans, zwei Kleider und eine Bluse an. Als ich die Jeans mit Patchwork-Optik und Löchern anprobierte, fühlte ich mich plötzlich wieder wie ein Mensch.«

Sabine zog an ihren Hosenbeinen rund um ihre jetzt schlanken Schenkel und demonstrierte das Gefühl, das sie damals nach langem wieder hatte.

»Es drückte und zwickte nichts, die Hose sah einfach nur Spitze aus. Das Patchwork-Muster, der Schnitt, die Löcher – ich kam mir vor wie ein etwas übergewichtiger Rock-Star und nicht mehr wie ein Elefant. Ich war immer noch dick, aber ich sah gut aus. Ich entschied mich noch für ein beiges Safari-Kleid, das vorne geknöpft war, mit einem Gürtel im Bereich der Taille. Barbie war ich keine, in Wahrheit hatte ich eigentlich gar keine Taille, die ich betonen könnte, aber es sah super aus. Ab dem Moment ist in meinem Kopf ein Schalter umgekippt. So platt sich das jetzt vielleicht anhört: Mir war klar geworden, dass ich im Jetzt leben wollte. Egal ob ich 80, 100 oder 150 Kilo wog, mein Leben war nicht abhängig von einer Zahl auf der Waage. Es würde nicht erst dann wieder beginnen, wenn ich vier Kleidergrößen abgenommen hatte. Sondern jetzt. In der Umkleidekabine. Ich stand in dem neuen Safari-Kleid in diesem schmeichelnden, roséfarbenen Licht und fühlte mich einfach gut. Ich dachte, dass mein Körper nicht weniger wert ist, nur weil er zu viel Gewicht drauf hat.«

Sabine hatte wieder Respekt vor ihrem Körper. Sie hat gelernt ihn so zu akzeptieren, wie er war. Langsam, Schritt für Schritt nahm sie ab, ohne ihrem Körper Qualen oder Hungersnöte anzutun. Sie fühlte sich wohl, weil sie ihn gut behandelte. Statt sich ständig auf ihre Problemzonen zu konzentrieren, hat sie ihren Körper angenommen, wie er im Moment aussah und das Beste daraus gemacht. Sie ernährte sich gesund, bewegte sich moderat, pflegte und verwöhnte sich.

Viele psychologische Studien haben gezeigt, dass Frauen im Durchschnitt körperbewusster sind als Männer. Evolutionspsychologen vermuten, dass es sich dabei um uralte Verhaltensmuster handelt, die wir noch immer in uns haben. Für Frauen war es in der Steinzeit vor allem wichtig, dass der Mann Versorger und Beschützer war, der gut auf die Familie achtgeben würde. Deshalb war seine Körpergröße wichtig, die mit Kraft und Macht assoziiert wurde.

Männer hingegen sind rein biologisch auf der Suche nach einer fruchtbaren Frau. Deshalb finden sie Merkmale anziehend, die für Jugendlichkeit stehen: volle Lippen, hohe Wangenknochen, schmale Taille, breite Hüften. Das ist kein oberflächliches Nachbeten eines Schönheitstrends, das ist die Silhouette der Weiblichkeit. Die Gene der Steinzeit, die uns nach wie vor bestimmen, sorgen dafür, dass Frauen, bewusst oder unbewusst, diese Kriterien der Jugendlichkeit erfüllen wollen.

Wie primitiv sich das in den Ohren des 21. Jahrhunderts nach der Emanzipation und mitten drin im Gender-Zeitalter auch anhören mag: Aus evolutionärer Sicht sind Frauen mit einer Sanduhr-Silhouette nach wie vor interessanter für die Männer, die auch nicht aus ihren Steinzeitgenen heraus können. Weibliche Kurven erhöhen die Wahrscheinlichkeit, einen Partner zu finden, Nachkommen zu zeugen und damit den Fortbestand der Gene zu sichern.

Darauf sind wir programmiert und der Körper spielt voll dabei mit. Er applaudiert allen Verhaltensweisen, die der Evolution nützen. Deshalb werden alle Aktivitäten, die uns attraktiver für mögliche Partner machen, mit der Ausschüttung des Glückshormons Serotonin belohnt.

Die tägliche gute Tat für unsere Schönheit bedeutet also nicht nur eine Kraftkur fürs Selbstbewusstsein. Wir bekommen auch ein Schüsselchen Serotonin dafür.

MONAT 5
Level 5
Bewegung, die Spaß macht

Dass jede Bewegung Spaß macht, ist eine Lüge unserer Fitnessgesellschaft. Suchen wir die Wahrheit.

Hereinspaziert, wir sind auf Level 5 angekommen. Jetzt zeigen wir Muskeln.

Kein Grund, sich zu schrecken. Es tauchen keine strengen Fitness-Päpste auf, wir müssen uns nicht mit grinsenden, Hanteln schwingenden Models messen und brauchen keine schrägen Blicke zu fürchten. Im Gegenteil. In diesem Monat werden wir uns amüsieren wie kleine Kinder.

Wer's nicht glauben kann, erinnert sich noch einmal an den Beginn des Buches, wo es um die Waffen geht, mit denen unser Körper mit seiner Steinzeitprogrammierung dafür kämpft, immer wieder das höchste Gewicht zu erreichen, das wir jemals hatten. Waffe Nummer sechs ist die Muskulatur. Eines der großen Probleme der Crash-Diäten, die wir hinter uns haben, ist die Schädigung unserer Muskulatur, zu der es nach solchen Radikalkuren unweigerlich kommt.

Noch einmal kurz zum Hintergrund.

Wenn wir hungern, weiß der Körper nicht, dass wir das freiwillig tun. Obwohl wir das im Gehirn beschließen, spricht es sich nicht im ganzen Organismus herum. Wozu auch, der hat anderes zu tun. Weil er beim besten Willen nicht glauben kann, dass jemand ohne Dürrezeit, Krieg oder Ernteverlust, also ohne Not hungert, baut der Körper zunächst einmal jene Gewebe ab, die er am wenigsten zum Überleben braucht und das ist die Muskulatur. Im Vergleich zu jedem Anteil im Gehirn, dem Herzen, der Leber und den Nieren sind die Muskeln vielleicht nicht gerade entbehrlich. Aber ob wir etwas mehr oder weniger davon haben, entscheidet nicht über Leben oder Tod.

Der Körper nimmt sich also bei Radikaldiäten alle Energie, die er kriegen kann, indem er Muskelfasern abbaut. Damit beginnt eine Kettenreaktion, die uns beim Abnehmen enorm behindert. Nimmt die Muskelmasse ab, sinkt nämlich auch unser Grundumsatz, also die Kalorien, die wir in Ruhe, ohne irgendeine körperliche Anstrengung, verbrauchen. Das kommt ungelegen, wenn wir Gewicht verringern wollen, unlogisch ist es nicht. Schließlich verbraucht ein Körper mit mehr Muskulatur mehr Energie als ein Körper mit weniger Muskulatur. Muskulösere Menschen dürfen demnach viel mehr schlemmen, ohne gleich zuzunehmen.

Mit jeder Radikaldiät verringern wir unsere Muskelmasse noch etwas weiter und machen es uns selbst immer schwieriger, Gewicht loszuwerden. Der muskelschwache Körper braucht immer weniger Energie, deswegen braucht er auch weniger Nahrung und als ob das noch nicht genug wäre, verbrennt er auch noch weniger Energie, selbst wenn er sich bewegt.

Dazu kommt noch eine relativ neue Erkenntnis in der Wissenschaft. Nach einer Radikaldiät verändert sich auch die Struktur der Muskulatur und zwar nicht zum Besseren.

Um es ganz unverblümt zu sagen: Nach radikalen Abnehmmanövern geht die Muskulatur nicht nur flöten, die verbleibenden Muskelfasern sind auch noch mieser beisammen als vorher.

Die Forscher fanden das heraus, indem sie den Versuchsteilnehmern vor, während und nach einer Radikaldiät Muskelbiopsien entnahmen. Dabei zeigte sich, dass es nach dem Gewichtsverlust innerhalb der Muskelfasern zu Transformationen, also zu Veränderungen der Struktur und der Zusammensetzung, gekommen war. Die Folge dieser Transformationen war katastrophal. Bei jeder alltäglichen Aktivität haben die Muskeln zwischen 20 und 25 Prozent weniger Energie verbrannt als vor der Diät.

Damit müssen wir nun leben. Nicht nur, dass wir mit überschüssigem Gewicht zu kämpfen haben. Wir werden, nachdem wir uns zu den harten Geschützen kompromissloser Hungerkuren aufgerafft haben, auch noch für diesen Kraftakt bestraft. Am Ende haben wir mehr zugenommen als vorher abgespeckt. Die Bilanz ist rundum negativ: weniger Muskulatur, schlechtere Muskelfasern, weniger Energieverbrauch, weniger Grundumsatz, viel weniger Aussicht, irgendwann einmal doch noch eine passable Figur hinzukriegen. Das einzige, von dem wir immer mehr als genug haben, ist der Hunger.

Man kann es aber auch anders sehen: nie wieder Radikaldiäten, nie wieder Jojo-Effekt, nie wieder hungern! Ab nun nehmen wir langsam, spielerisch und damit dauerhaft ab.

Auch Marion hatte vor vielen Jahren einige Kilos mehr auf den Rippen und wollte das Problem ganz radikal lösen. Sie entschloss sich, eine beinahe Nulldiät zu machen. Marion hatte ein Buch gelesen, in dem die Vorteile von Nichts-Essen propagiert wurden, und obwohl sie skeptisch war, wollte sie es einfach einmal ausprobieren. In manchen Momenten ist einem ja alles recht.

Um die Diät etwas aufzupeppen, trank Marion aber nicht nur Wasser und Kräutertee, wie es die Anleitung eigentlich vorschrieb. Sie stockte das sehr strenge Programm einmal täglich um frisch gepresste Säfte aus Äpfel, Ananas, Karotten, Orangen auf, um wenigstens ein paar Kalorien und Vitamine zu haben.

»Ich hatte den letzten Apfel am Beginn des Programms gegessen und trank danach nur noch einen frisch gepressten Saft pro Tag, Wasser und Kräutertee. Das war besonders in den ersten drei Tagen sehr schwer. Trotz allem habe ich ja für die Kinder ganz normal gekocht und ich hatte alles daheim, was man sich nur wünschen kann. Es war fast unerträglich, das frische Baguette nach Hause zu tragen. Ich habe daran geschnuppert, aber nie abgebissen.«

Marion war sehr hart zu sich und hat tatsächlich durchgehalten. »Natürlich«, sagte sie, »hat man nach drei Tagen auch keinen Stuhlgang mehr und muss mit Abführmitteln nachhelfen. Das war alles furchtbar, aber irgendwie zu ertragen. Erschreckend war der Verlust an Energie. Ich bemerkte diese Kraftlosigkeit sehr rasch, weil ich zu dieser Zeit mehrere Hunde hatte und täglich spazieren war.«

Marions Hunde waren groß und brauchten einen langen und ergiebigen Auslauf. Sie packte Tiere und Kinder ins Auto und fuhr täglich mindestens zwei Stunden in den Wald. Sie kannte sich gut aus und fand immer Wege, die für alle zu bewältigen waren. »Die Kinder waren noch sehr klein, ich musste oft auf sie warten und sie ermutigen. Irgendwann habe ich sie genervt angetrieben: Kommt endlich, mir wird schon kalt, bewegt euch doch etwas schneller.« Marion lachte kurz auf.

»Damit war es nach der Nulldiät vorbei. Jetzt war ich diejenige, die gerufen hat: Wartet auf mich, rennt nicht so schnell, wir haben es ja nicht so eilig! Ich war so unglaublich fertig, dass ich hinter zwei Kleinkindern nicht mehr nachkam.«

Der Verlust der Energie war übermächtig. Sogar der Einkaufswagen im Supermarkt schien Marion fast zu schwer zum Schieben. »Ich machte schon Pläne, was ich in meinem Leben weglassen konnte, um Kraft zu sparen. Ich überlegte sogar, die Hunde abzugeben! Ich war felsenfest davon überzeugt, dass ich das alles nicht mehr schaffen würde. Alles ist mir zu viel geworden. Stell dir mal vor: Ich hatte schon beschlossen, das Zubehör für die Hunde zu verkaufen, mit der Hundehütte hatte ich sogar schon angefangen. Ich konnte mir einfach nicht vorstellen, dass dieser Zustand nur vorübergehend war.«

Marion war damals auch in einem Fitnessstudio eingeschrieben. »Aber mir war fast jede Bewegung unmöglich, ich war müde, musste ständig gähnen und hatte große Probleme mit dem Kreislauf.«

Marion war schlanker als vorher, aber sie war ein Wrack. Der Erfolg auf der Waage hatte zwar kurzfristig gut funktioniert, halten konnte sie das Gewicht allerdings nicht. »Ich bin dann erst wieder zu Kräften gekommen, wie ich normal gegessen habe. Aber gleichzeitig mit meinen Kräften kamen auch meine Kilos zurück. Ich hatte die Wahl: leichter und völlig kraftlos oder etwas schwerer, aber voller Energie. Einen Mittelweg schien es nicht zu geben.«

Jemand, der schon einmal eine Woche Heilfasten war, wundert sich jetzt vielleicht. Denn es kann sein, dass er keinen solchen Kräfteverlust erlebt hat. Allerdings gibt es da einen entscheidenden Unterschied zu Marions Hungerkur. Für sie ging der Alltag normal weiter. Kinder, Hunde, Haushalt, die üblichen Sorgen, der übliche Stress. Sie war nicht eine Woche lang in die entspannte Einöde eines Klosters mitten im Nirgendwo entflohen, wo sie sich einzig und allein auf sich und ihren Körper konzentrieren konnte. Wo sie von Gleichgesinnten umgeben war und von einem Fastenprofi betreut wurde. Wo sie zum Frühstück einen Saftcocktail und abends eine Fastensuppe serviert bekam. Wo sie auftanken, in Ruhe gemeinsam wandern und wann immer sie wollte, ausschlafen konnte. Dann ist Fasten eine Entgiftung des Körpers und der Seele. Eine Askese, wie sie auch in vielen Religionen praktiziert wird. Dass man dabei auch abnimmt, ist quasi eine Nebenwirkung und aber leider nicht für die Ewigkeit.

Ob so oder so: In oder nach einer Fastenperiode nützt unser Körper alle Mittel, um Energie zu sparen. Er reduziert den Energieverbrauch, so gut es geht. Wir fahren sozusagen mit einem Audi A4 mit Turboeinspritzung in die Radikaldiät und kommen heim als Citroen 2CV, der nicht viel Benzin braucht. Das aber war nicht unser Ziel. Wir wollen einen Lamborghini aus unserem Körper machen. Ein Luxus-Teil, das gleich nach dem Anstarten voll auf Touren ist.

In Vorträgen und Interviews werde ich immer wieder gefragt, ob wir nicht auch nur durch eine Ernährungsumstellung abnehmen können. Klar geht das. Theoretisch.

Aber es ändert nichts an der Tatsache, dass unser Körper nicht dafür konzipiert ist, den ganzen Tag zu sitzen, um dann am Sofa einzuschlafen. Die Idee, auf der Couch festzuwachsen und einfach nur die Kalorien zu reduzieren, entspricht nicht unserem Naturell, wir können es drehen und wenden wie wir wollen.

Unsere Muskeln, Sehnen und Gelenke sind zum Gehen und Laufen gebaut, zum Sprinten, Springen und Klettern. Diese Veranlagung hat unseren Vorfahren, den Steinzeitmenschen, geholfen zu überleben und der Körper braucht sie heute noch zum selben Zweck. Wenn er bewegungslos auf einem Fleck bleibt, verkümmert er.

Erinnern wir uns doch einmal, was wir als Kind gerne gemacht haben. Wir haben Verstecken gespielt oder Abfangen, sind auf Bäume geklettert oder haben uns in der Wiese gewälzt, haben Fußball gespielt oder Federball. Wir waren in Bewegung. Den ganzen Tag.

Irgendwann sind wir zu Sitzmenschen geworden. Aber wir haben sie nicht vergessen, die Bewegung, das Spielen. Es ist noch da in uns, der Körper merkt sich alles. Wir geben vor, keine Zeit mehr zu haben. Keine Lust nach allem, was uns der Tag abverlangt. Wir finden Gründe über Gründe, jeden Tag vor dem Fernseher oder am Computer zu versumpfen. Aber die Erinnerung ist da. Das »Innere Kind« ist noch in uns vorhanden.

Am leichtesten sind für uns daher Bewegungen und Sportarten, die uns von damals her vertraut sind. Gehen, laufen, wandern, Rad fahren, spazieren, schwimmen, das sind Bewegungsarten, die man nicht verlernt und mit denen wir jederzeit beginnen können. Ab sofort. Jetzt auf Level 5. Wir tunen unsere Muskulatur, ohne etwas erlernen oder uns irgendwo anmelden zu müssen.

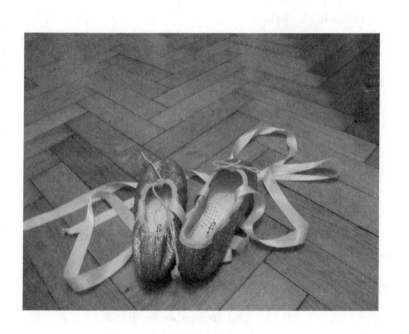

Unser Körper dankt es uns umgehend:
- Die Bewegung setzt Glückshormone frei.
- Der Körper schüttet Serotonin, Dopamin und Adrenalin aus. Probleme relativieren sich.
- Trägheit wird überwunden.
- Unsere Gedanken werden klarer.
- Wir schlafen besser.
- Depressive Gedanken verschwinden.
- Wir sind ausgeglichen.
- Das Frust-Essen wird überflüssig.
- Wir nehmen ab.
- Wir bekommen eine bessere Figur.
- Alles wird leichter.

Soviel zum theoretischen Teil. Wie einleuchtend das klingt. Wie logisch das ist. Wie leicht sich das anhört.

Praktisch ist es nicht ganz so einfach. Wir kleben weiterhin am Sofa fest, als hätte es Magneten statt Sitzpölster, und liebäugeln immer noch mit Blitzdiäten, mit denen wir uns ein grausames Sportprogramm ersparen könnten. Sport ist oft negativ assoziiert, nach all den Seilen, die man schon in der Schule nicht hinaufklettern konnte, und den vielen, vielen Anläufen zum Joggen, die wir immer wieder abgebrochen haben.

»Ich hatte als Kind einmal eine Gastroenteritis, weil ich zu viele Pringles Chips gegessen habe«, erzählte mir meine Kollegin Claudia einmal. »Seither konnte ich nie mehr Pringles essen. Mich ekelt es dermaßen, ich kann es gar nicht beschreiben. Mit Sport ist es genauso. Ich habe so viele unterschiedliche Sportarten, Bewegungsprogramme und Fitnesstipps probiert, dass ich mich quasi damit übersättigt habe. Ich kann das alles nicht mehr sehen, es interessiert mich nicht.«

Ich verstand Claudia sehr gut. Sie hatte sich mit viel Motivation immer wieder auf Trainingsprogramme gestürzt, die gerade gehypt wurden, und keins davon durchgehalten. Ein ums andere Mal ist sie von Neuem enttäuscht worden, hatte das Gefühl, versagt zu haben. Es kränkte sie, nicht dem entsprechen zu können, was offenbar alle anderen mit so einer Begeisterung hinkriegen. Um nicht wieder verletzt zu werden, fängt sie jetzt lieber gleich gar nichts mehr erst an.

In ihrer No-sports-Einstellung vergisst Claudia allerdings, dass sie sich ja jeden Tag bewegt. Sie macht nicht nichts. Sie braucht ihre Muskulatur nicht nur, um sie zu trainieren und schnell abzunehmen. Sie braucht sie vor allem für die ganz alltäglichen Tätigkeiten.

Unser Körper ist dafür gemacht, sich zu bewegen. Er kann sich drehen, wenden und bücken. Er kann in die Knie gehen, sich nach oben strecken. Er schleppt Gewicht, eigenes und fremdes. Er stemmt, drückt und zieht. Er hat unzählige Gelenke, die Bewegung in alle möglichen Richtungen erlauben. Ein Körper kann fast alles, außer von allein fliegen. Dafür ist er geschaffen, das hält ihn fit.

Für alle diese täglichen Bewegungen brauchen wir unsere Muskulatur. Um unsere Wirbelsäule zu stützen, zum Sitzen, Stehen und Gehen. Wir brauchen die Halsmuskulatur, um unseren Kopf zu stützen, die Bauchmuskulatur für eine aufrechte Haltung und zum Heben. Muskeln helfen den Armen, den Beinen und dem Rücken bei den vielen Bewegungen, die sie täglich durchführen, ohne dass wir das überhaupt registrieren.

Ich fühlte mich früher oft wie erschlagen, wenn man mir im Rahmen meiner so zahlreichen wie hoffnungslosen Ernährungs- und Sportprogramme die tausend Gründe auflistete, warum ich mich bewegen sollte. Welche positiven Auswirkungen Sport nicht für mich haben würde. Wie er meinen ganzen Körper vollkommen erneuern und komplett verändern könnte. Nichts davon machte mir den Gedanken an die Anstrengung leichter. Schlimmer. Das alles war mir eine schwere Last, die, zusätzlich zu meinen Kilos, auch noch auf mich drückte.

Unnötig zu erwähnen, dass es natürlich auch vorn und hinten nicht klappte. Es machte meine Situation nur noch schlimmer.

Ich glaube nicht, dass Bewegung auf einer rationalen Ebene funktioniert. Ich glaube, dass wir Bewegung ausschließlich auf einer emotionalen Ebene in unser Leben integrieren und durchhalten können.

Vor ein paar Tagen hatte ich das Glück, bei einem Kinderskikurs zusehen zu können. Statt Schleppliften gab es Bänder, die die Kinder auf unterschiedlichen Steilheitsgraden den Hang hinauf transportierten. Überall tummelten sich Kids im Alter zwischen zweieinhalb und zehn Jahren. Da rutschten zweieinhalbjährige Mädchen unerschrocken zwischen kleinen Torstangen und durch Tunnel durch. Ein zehnjähriger Bub stand gerade zum ersten Mal auf Skiern und fuhr mit den vier- und fünfjährigen Stöpseln, ohne dass das irgendjemandem komisch vorkam. Manche machten eine kleine Pause, kugelten im Schnee herum, warfen Schneebälle und schnallten sich dann wieder die Ski an. Ein Bub stieß ein Dreieck nieder und fiel hin. Er stellte das Dreieck wieder hin, krabbelte auf und fuhr weiter.

Sie probierten es einfach aus, bewegten sich, fielen hin, standen wieder auf und machten weiter. Niemand musste die Kinder motivieren, sie hatten einfach ihren Spaß.

Auf dem flachsten Band fuhren die ganz Kleinen hinauf und rutschten durch den Schnee den fast flachen Hang hinunter, um wieder hinaufgezogen zu werden und hinunterzurutschen. Das Spiel wurde nicht langweilig, über zwei Stunden lang ging es hinauf und hinunter. Dazwischen haben sie geübt, im Pflug zu fahren, oder zogen Bögen zwischen kleinen Dreiecken. Nicht ein Kind hat gefragt, wie lange der Kurs noch dauert.

Am Abend, als die Lifte längst stillstanden, sah ich viele der Kleinen noch im Ort herumtoben, wo sie Abfangen spielten und Schneeballschlachten veranstalteten und das nach einem ganzen Tag Skifahren.

Keiner der Skilehrer hatte die Kinder antreiben müssen. Niemand gab vor, wie oft sie den Hang fahren müssen, um den oder den Erfolg zu haben. Es brauchte keine Drohung in der Luft hängen, dass man fett und hässlich wird, wenn man nicht eine Abfahrt macht. Das hätte auch genau den gegenteiligen Effekt gehabt, da bin ich mir sicher. Es hätte den Kindern den Spaß verdorben.

Wir machen genau das. Wir lassen uns antreiben. Wir lassen uns von hässlichen Aussichten schrecken. Wir lassen uns den Spaß verderben. Dauerbeschallt von Bewegungstipps, dem letzten Schrei an neuen Sportarten und Trainingsprogrammen, Postings von Lauf-Süchtigen, guten Ratschlägen in Zeitschriften und Büchern folgen wir dem Zwang der Fitnessgesellschaft. Medizinische Laien überfluten das Internet mit Blogs, Instagrams und Facebook-Empfehlungen für die jüngsten Fitness-Trends, die besten Workouts und die effektivsten Übungen.

Effektiv, auch so ein Wort. Wenn etwas nicht effektiv ist, ist es sinnlos oder zumindest aus der Mode. Leistungssteigerung ist die Parole. Man ist nicht dabei, seinem Körper etwas Gutes zu tun, man hat den Eindruck, man ist nicht aus Fleisch und Blut, sondern eine Firma mit Armen und Beinen, die sich in der Wirtschaft gegen die Konkurrenz behaupten muss.

In den Medien werden Übergewichtige öffentlich vorgeführt. Wir schauen zu, wie man ihnen den Eiskasten ausmistet, sie mit Sportprogrammen überfährt und jedes Gramm belächelt, das sie nicht losgeworden sind.

In unserer Verzweiflung, endlich abnehmen zu wollen, machen wir das alles mit. Wir quälen uns. Wir verbünden uns mit der kleinen Schwester der Qual, der Disziplin. Wir glauben, es geht nur, indem wir uns schinden. Erfolg gehört ausschließlich den Tüchtigen.

Bewegung und Sport haben etwas absolut Verbissenes bekommen.

Anfangs können wir uns sogar motivieren, irgendwelche Programme durchzuhecheln, indem wir unseren Frontalcortex, unser Vernunfthirn aktivieren. Das geht eine gewisse Zeit gut, aber niemals dauerhaft. Denn in vielerlei Hinsicht sind wir das Kind geblieben, das wir einmal waren: Wir wollen nur Sachen machen, die lustig sind und uns Spaß machen.

Versuchen wir im Urlaub einmal, einem Zehnjährigen vorzuschreiben, dass er bis zur Erschöpfung Liegestütze machen soll. Er wird uns den Vogel zeigen. Dafür wird er stundenlang im Meer herumschnorcheln, bis seine Lippen blau sind. Oder er wird im Freibad so lange vom Dreimeterbrett springen bis ihm das Hinterteil vor lauter Wasserbomben wehtut oder das Schwimmbad Sperrstunde hat.

Kein Kind wird Freude daran haben, im Sportunterricht im Kreis laufen zu müssen. Aber jedes Kind wird auf Wiesen oder in Wäldern herumlaufen und Baumhäuser bauen, bis es dunkel wird.

Kein zwölfjähriges Mädchen steht im Turnunterricht auf die ewiggleichen Gymnastikübungen, die ihm von Anfang an langweilig sind. Umgekehrt wird es nach der Schule Stunden bei seinem Pflegepferd verbringen, es putzen und reiten und den Stall sauber machen, ohne dass ihm einen Moment fad ist.

Eine Vierjährige kann stur wie ein Esel keinen Schritt mehr gehen wollen, wenn sie stundenlang von einem Geschäft zum nächsten gezogen wird. Dafür wird sie auf dem Spielplatz nicht zu bremsen sein, Zapfen, Haselnüsse und Beeren suchen und auf den Baumstämmen kochen.

Was uns von Kindern unterscheidet, ist die spielerische Freude an der Bewegung. Irgendwie haben wir sie vergessen, und mit dem Glaubenssatz ersetzt: Bewegung muss wehtun und Abnehmen muss eine Qual sein.

Schauen wir uns das doch aus der Vogelperspektive an. Zurücktreten und die Dinge aus einer anderen Perspektive zu betrachten, soll ja was nützen. Jetzt fragen wir uns: Was würde das Kind in uns gern machen?

Würde es gerne spazieren gehen und Blumen pflücken?

Oder mit einer Schulfreundin Federball spielen?

Im Freibad gemeinsam mit den Jugendlichen alle Wasserrutschen durchprobieren?

Im Regen mit Gummistiefeln durch die Pfützen springen?

Wandern und Walderdbeeren suchen?

Mit der Luftmatratze über den Stausee fahren?

Ein paar Zentimeter Schnee nützen, um Bob zu fahren?

Trampolin springen?

Eislaufen gehen?

Zu seinen Lieblingssongs tanzen?

Die Liste lässt sich unendlich fortsetzen. Generell gilt, je lustiger, verrückter und irrer, desto besser. Vor allem gilt, je kindischer, desto besser.

Level 5 ist diesem Spaß gewidmet. Wir werden versuchen, ihn wiederzufinden. Langsam und ohne Peitsche.

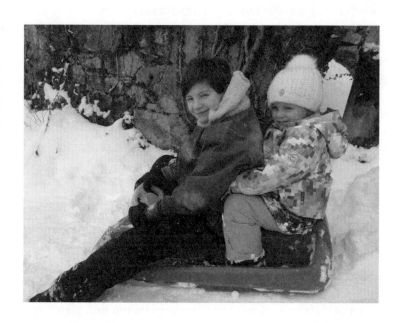

In diesem Level haben wir zwei Missionen:

Täglich 10 Minuten Bewegung.

Einmal wöchentlich 30 Minuten Bewegung.

Mit der Auflage: Wir konzentrieren uns auf die Bewegung und machen nichts anderes nebenbei. Deshalb zählt es nicht, ...

... zur U-Bahn zu laufen.

... den Einkaufswagen gedankenverloren dreimal durch den Supermarkt zu schieben.

... mit dem Handy am Ohr am Spielplatz herumzugehen.

Auch diese Liste ist endlos.

Alles, was stört, wird verbannt. Das Handy kommt außer Reichweite, damit auch ein Anruf vom Chef nicht als wichtiger erachtet werden kann als das, was wir gerade für uns tun. Der Computer darf nicht im Blickfeld sein, sonst fällt uns noch etwas ein, das wir vergessen haben und gleich notieren müssen, damit wir es nicht noch einmal vergessen. Für die Kinder ist gesorgt, sonst lassen wir uns vom leisesten Geräusch ablenken.

Überhaupt hat der ganze digitale Krempel jetzt Pause. Diese 10 oder 30 Minuten lang belastet uns nichts und niemand. Sie gehören ausschließlich uns.

Es gibt auch Ablenkung, an die wir im ersten Moment gar nicht denken. Wenn wir gern laufen, kann das schon ein

Schaufenster sein oder Menschenmassen in übervollen Straßen, die uns daran hindern, uns so zu bewegen, wie wir es tun würden, wenn wir allein wären.

Dann gibt es noch die Knüppel, die wir uns selbst zwischen die Beine werfen, Gedanken, die in unserem Kopf herumschwirren und uns nicht loslassen. Erledigungen, die wir unbedingt noch unterbringen müssen. Pläne, die wir uns selbst auferlegen. Verpflichtungen, denen wir nicht nachkommen. Wir können den Kopf nicht auf Fingerschnippen leer machen. Wir können uns nur darauf verlassen, dass die Bewegung das kann. Der Körper, dem wir gerade so viel Spaß bereiten. Ich rede da nicht vom legendären Runner's High, dem wir schon so oft und so lange nachgerannt sind. Ich jedenfalls habe es noch nie erlebt. Aber ich kenne den Zustand, dass die Welt um mich herum versinkt, wenn ich mich für etwas begeistere. Dann ist für etwas anderes in unserm Kopf einfach kein Platz.

Es hilft natürlich, sich die Bewegung möglichst angenehm zu gestalten. Bahn frei für Turnschuhe, Sneakers oder Flipflops. Weg mit allem, was drückt, zwickt, an den Schultern hängt oder nicht schmutzig werden darf. Wir brauchen bequeme Kleidung, die große Schritte und Sprünge, Seiltanzen am Gehsteigrand und kurze Wettläufe erlaubt.

Wenn wir einmal mit unserer Übung begonnen haben, ist schon viel erreicht. Allerdings noch nichts gewonnen. Jetzt müssen wir es schaffen, uns regelmäßig zu bewegen. Nur die Regelmäßigkeit macht aus einer Hie-und-da-Bewegung ein gewohntes Ritual. Nur das gewohnte Ritual schafft es, in unseren Basalganglien abgespeichert zu werden und irgendwann automatisch abzulaufen.

Wo wir die Zeit dafür hernehmen und welche anderen Dinge dafür etwas kürzer ausfallen, werden wir uns noch überlegen. Bis wir diese Bewegungs- und Spaßeinheiten ganz selbstverständlich in unseren Alltag integriert haben, müssen wir sie täglich üben. Verhandlungen mit uns selbst, ob wir diese Übung nicht auch einmal auslassen können, gibt es nicht.

Die einzigen Fragen, die wir uns täglich stellen, sind:

Hatte ich heute schon zehn Minuten Freude und Spaß mit Bewegung?

Habe ich mich diese Woche schon einmal 30 Minuten bewegt und hat es mir Spaß gemacht?

Verhandlungen darüber, ob wir die heutigen zehn Minuten Bewegung irgendwann nachholen, können wir ebenfalls sofort vergessen. 10 Minuten pro Tag sind 10 Minuten pro Tag und nicht 0 Minuten heute und dafür 20 Minuten morgen. Auch die wöchentliche 30-Minuten-Einheit ist weder verschiebbar noch auf die nächste Woche anzurechnen.

Kurz: Tricksen geht nicht.

Den Hupfer in den Speicher der Basalganglien kriegen wir nur mit Konsequenz. Genau betrachtet, ist das nicht viel verlangt für etwas, das bloß die Auflage hat, Spaß machen zu müssen und beim Abnehmen zu helfen.

Dass wirklich jede Bewegung, die uns Spaß macht, die richtige ist, sehen wir an einer Nachbarin meiner Mutter. Veronika war immer schon dick und äußerst unbeweglich. Ich müsste mich sehr irren, wenn sie in ihrem Leben auch nur einmal eine Stunde Sport getrieben hätte. Als ihr geliebter Hund gestorben ist, war es noch schlimmer, dann fielen auch noch die kleinen Gassi-Runden aus.

Veronika bewegte sich nun gar nicht mehr. Auf einem Parkplatz direkt vor dem Haus stand ihr Auto, damit fuhr sie in die Tiefgarage zur Arbeit, danach in die Hochgarage im Einkaufscenter und wieder nach Hause auf ihren Parkplatz. So ging das, bis sie beschloss, sich einen neuen Hund zuzulegen.

Diese kleine halbe Portion Fell hat Veronikas Leben komplett auf den Kopf gestellt. Plötzlich war sie mehrmals am Tag mit dem Welpen unterwegs. In diesen Genuss war sein Vorgänger äußerst selten gekommen. Seine Ausflüge hatte Veronika auf das Mindeste beschränkt und selbst dabei hatte sie sich nicht übereilt. Nun war sie auf einmal den halben Tag auf den Beinen, sie traf eine Menge Leute, blieb stehen, unterhielt sich und ließ ihren Hund mit den anderen Hunden spielen. Es war eine ganz neue Veronika, die das Leben an der langen Leine hatte.

Am Wochenende packte sie den Hund ins Auto und durchforstete mit ihm nahe Wiesen oder Wälder. Die Spaziergänge mit dem neuen Gefährten machten ihr Spaß, sie sah sie nicht als sportliche Betätigung. Es war kein Muss, sondern eine Bereicherung für ihr Leben.

Als ich Veronika nach einiger Zeit wieder sah, erkannte ich sie kaum wieder. Sie wirkte viel frischer auf mich und entspannter. »Ich habe mindestens drei Kilo abgenommen, ohne dass ich auch nur irgendetwas an meiner Ernährung umgestellt hätte«, erzählte sie mir begeistert. Zu einem längeren Gespräch ist sie nicht gekommen, der kleine Hund hatte einen interessanten Baum entdeckt und zog sie weiter.

Der Jolly Joker Sonne

In einem Spiel den Jolly Joker zu bekommen, ist immer ein Glück. Er ist eine Art Tausendsassa, wandelbar und damit mehr wert als andere Karten. In unserem Slow Slim-Spiel ist der Joker die Sonne. Wir müssen nicht einmal warten, bis wir die Sonnen-Karte zugeteilt bekommen, die Natur gibt sie uns freiwillig. Das Tageslicht ist immer überall und für alle da.

Es kann so viel.

Das Sonnenlicht steigert die Ausschüttung des Glückshormons Serotonin. Serotonin wiederum steigert unser Wohlbefinden. Wir fühlen uns glücklicher.

Gleichzeitig wirkt Serotonin auch auf die Bauchspeicheldrüse. Es reguliert den Zuckerstoffwechsel und wirkt sich positiv auf das Sättigungsgefühl und die Verdauung aus.

Man kann auch sagen: Die Sonne ist Schokolade fürs Gehirn.

Haben wir zu wenig Licht und dadurch zu wenig Serotonin, versucht unser Körper das auszugleichen. Dazu hat er ein paar Methoden im Talon.

Einerseits macht er uns Lust auf Lebensmittel, die Tryptophan, eine Vorstufe von Serotonin, enthalten. Sind genügend Serotonin-Vorstufen vorhanden, fällt es dem Gehirn leichter, Serotonin zu bilden. Allerdings braucht es einen ausreichend hohen Zuckerspiegel im Blut, um das Tryptophan auch ins Gehirn zu transportieren. Davon haben wir zu Beginn des Buches schon gehört.

Nuss-Nougat oder Noisette Schokoladen sind dann natürlich perfekt. Sie enthalten Vollmilchschokolade und viel Zucker und sind dadurch die Idealbesetzung, um ordentlich

Serotonin zu bilden, vorausgesetzt wir kehren jetzt einmal ganz schnell unter den Tisch, wie viel Kalorien diese Art der Serotonin-Beschaffung hat.

Dasselbe geht auch komplett ohne Kalorien. Wenn wir genügend Licht und Sonne getankt haben, haben wir automatisch weniger Lust auf Schokolade. Wozu auch? Wir haben schon genügend Serotonin.

Wer sich nun zufällig im November auf Level 5 befindet, hat für diesen Schoko-Ersatz der Natur jetzt vermutlich ein mattes Lächeln übrig. Aber der Nebel, der da über uns hängt, lässt sich leicht verblasen, denn Joker Sonne ist auch auf jedem anderen Level hilfreich.

Apropos Winter: Durch den geringeren Serotonin-Spiegel schaltet der Körper in den kalten und dunklen Monaten zum Überleben automatisch auf Sparflamme. Wir werden antriebsloser, müder, haben wenig Lust uns zu bewegen, dafür umso mehr Lust auf Süßes und Kohlenhydratreiches.

Winterdepression und Wintertief sind also auch nichts anderes als ein evolutionär geerbter, sanfter Winterschlaf. Denn in der Steinzeit war es im Winter viel schwieriger Nahrung zu finden, außerdem hätte Bewegung aufgrund der Kälte nur noch mehr Energie verschlungen.

Das soll jetzt kein Freibrief sein, um unter dem evolutionären Deckmantel hemmungslos unseren Schokolade-Gelüsten zu frönen. Auch wenn die Sonne sich in dieser Jahreszeit nur fallweise zeigt, ist sie doch nicht verschwunden. Wir müssen nur etwas flexibler sein, um sie zu erwischen. Je mehr Strahlen wir einfangen und auf unser Gehirn wirken lassen, desto weniger müssen wir uns mit Süßkram behelfen.

Anders gesagt: Jeder winzige Sonnenstrahl kann uns ein paar Rippen Schokolade ersetzen.

Außerdem beeinflusst Joker Sonne auch unser Schlafbedürfnis. Stichwort Melatonin. Es ist das Hormon, das im Zwischenhirn in der Epiphyse gebildet wird und unseren Schlaf- und Wachrhythmus steuert.

Die Produktion von Melatonin im Gehirn wird durch Licht gehemmt. Weniger Sonne in den Wintermonaten bedeutet einen dauerhaft erhöhten Melatonin-Spiegel. Wir fühlen uns ständig müde und nicht ausgeruht.

Außer wir versuchen, etwas Sonne zu bekommen. Das verbessert den Schlaf deutlich und stabilisiert den Schlaf-Wachrhythmus.

Es gibt Studien, die das Training in Sporthallen mit dem in der freien Natur verglichen. Die Versuchsteilnehmer, die in der Sonne trainiert hatten, waren in den psychologischen Tests deutlich glücklicher, zeigten niedrigere Stress-Levels und waren weniger depressiv.

Die Versuchsleiter begründeten die Ergebnisse durch die unterschiedlichen Lichtverhältnisse und die vermehrte Serotoninbildung unter der Sonne. Sport potenziert diesen Effekt noch zusätzlich.

In diesem Sinne: Bewegung!

MONAT 6
Level 6
Wellness für den Darm

Der Darm arbeitet wie verrückt für uns.
Es ist Zeit, ihn auf Spa-Flamme zu setzen.

Hallo auf Level 6 und willkommen bei einer Reise in das Innere unseres Körpers. Wir haben schon einige Stationen in uns abgeklappert, bei ein paar davon schauen wir sogar regelmäßig vorbei. Ständig sind wir auf Besichtigungstour im Gehirn. Der Präfrontale Cortex kann sich kaum erwehren, weil wir dauernd den Kopf bei der Tür vom Oberstübchen hereinstecken, um ihm beim Arbeiten zuzuschauen. Die Basalganglien fühlen sich permanent beobachtet, die Bauchspeicheldrüse, die so gern im Verborgenen arbeitet, ist aufgescheucht, und die Muskeln wissen auch nicht mehr, wo wir als nächstes auftauchen werden. Jetzt ist der Darm dran.

Unsere Mission heißt:

Wellness für den Darm

Passt irgendwie nicht zusammen in unserem Ohr. Der Darm ist für uns die Müllabfuhr des Körpers, von Wellness ist da keine Spur, sofern wir einmal das Gefühl der getanen Arbeit beiseitelassen. Mittlerweile gestehen wir diesem letzten Teil des Verdauungstraktes eine gewisse Wichtigkeit zu, weil Ärzte, zumindest ab einem gewissen Alter, zur regelmäßigen Darmspiegelung raten. Außerdem sagen die Chinesen, die Gesundheit säße im Darm, das wissen wir aus dem Werbespot irgendeines Joghurts. Ein Buch über den Darm hält sich auch hartnäckig in den Bestsellerrängen. Aber sonst. Eine Reise in den Darm? Da fahren wir lieber nach Mauritius oder ins Waldviertel.

Naja, das eine schließt das andere ja nicht aus.

Auf Level 6 nähern wir uns einem Reiseziel, das wir noch nicht kennen. Das fremde Land in uns ist 32 Quadratmeter groß, aber zu einem Schlauch eingerollt und in abenteuerlichen Serpentinen in den Unterleib gefaltet. Wir schlängeln uns also durch fünfeinhalb bis siebeneinhalb Meter Tunnel, ausgelegt mit feinen Darmzotten, in der jede Menge Mikroorganismen wohnen, die gemeinsam die Darmflora bilden. Gearbeitet wird dort rund um die Uhr und dann gibt es noch Hochleistungszeiten. Der meiste Stress ist zwischen fünf und sieben Uhr in der Früh, da muss der Dickdarm ran. Zwischen eins und drei, also nach dem Mittagessen, plagt sich der Dünndarm für uns.

Die Idee von Level 6 ist es, dem Darm eine Auszeit zu gönnen. Das ist gemeint mit Wellness für den Darm, die sich letztlich generell auch als Wellness für uns entpuppt.

Auf Level 4 haben wir den Home-Spa rund um uns eingerichtet.

Wir haben uns angewöhnt, uns täglich etwas Zeit zu nehmen für unsere Schönheit. Seither machen wir genüssliche Öl- oder Schaumbäder, prickelnde Duschen, nehmen uns Zeit für Gesichtsmasken, Körperpeelings und Haarkuren. Wir haben im Speicher der Basalganglien abgelegt, dass wir uns sorgfältig unsere Kleidung aussuchen und viel Sorgfalt für Maniküre und Pediküre aufbringen. Wir haben realisiert, dass wir nur diesen einen Körper haben und nehmen es ernst, ihn entsprechend zu pflegen.

Jetzt richten wir den Home-Spa in uns ein.

Wir rufen Ferien im Darm aus. Eine Erholungspause. Einen Urlaub, in dem der Darm sich auf die faule Haut legen darf. Für einen Fabrikarbeiter wie ihn, dem im Schichtdienst ständig und zuhauf neue Teile auf einem Fließband zur Bearbeitung herangeschafft werden, ist das ganz was Neues.

Er hat es mehr als verdient. Die längste Zeit haben wir in ihn hineingeschaufelt, was nur ging. Egal, wie schwer er sich damit getan hat, wir haben erwartet, dass er funktioniert. Beizeiten und ohne Grummeln. Schlimmer, wir haben nicht einmal darüber nachgedacht, was er alles leistet, und dass es ihm vielleicht einmal zu viel werden und er seinem Job nicht mehr gewachsen sein könnte.

Die Auszeit ist unser Danke an den Darm.

Ein paar Stunden steht das Förderband im Tunnel ab nun still. Nichts zu zerkleinern und zu zerlegen, aufzuspalten und abzutransportieren. Ruhe im Gedärm. Die Zotten dürfen sich zurücklehnen, die Bakterien ein Nickerchen machen, die Mikroorganismen sich den Schweiß von der Stirn wischen.

Wir haben dazu nicht mehr zu tun, als weniger zu essen.

Prompt sind wir wieder irgendwo in ferner Vergangenheit, in der die Natur den Körper für die damals herrschenden Verhältnisse geschaffen hat. Es stellt sich heraus, dass wir uns, wieder einmal, völlig anders behandeln, als einst gedacht war.

Fast wie Fasten

Essenspausen sind für unseren Körper eigentlich etwas ganz Natürliches. An und für sich ist er überhaupt nicht dafür gemacht, ständig zu arbeiten und zu verdauen. Zum wiederholten Male der alte Lebensrhythmus: Steinzeitmensch, Mammut, Fressgelage, kein Mammut, Hunger.

Die Jagd hat selten auf Anhieb geklappt. Die Männer pirschten tagelang der Beute nach. Zuerst waren sie noch guter Dinge und gestärkt von den Resten des vorigen Mammuts. Je länger das nächste auf sich warten ließ, desto hungriger wurden sie und irgendwann waren sie erschöpft vom ewigen Nachjagen. Dass kein Wild erlegt wurde oder eine Ernte einmal später ausfiel, war normal. Dazwischen gab es oft lange nichts zu beißen außer ein paar Wurzeln und Beeren. Da war nichts mit Starbucks Frappuccinos, Kebabs, Donuts, Hotdogs vom Würstelstand oder rund um die Uhr verfügbaren Supermärkten. Die Menschen mussten zwischendurch von ihren Reserven zehren.

Fasten ist daher nichts Ungewöhnliches für unseren Körper. Der menschliche Organismus kann damit besser umgehen als mit ständigem Futtern.

Wobei wir da die Begriffe nicht verwechseln dürfen. Radikaldiäten sind keine natürlichen Fastenzeiten.

Die Rede ist nicht von Tagen oder Wochen, in denen wir dem Körper Nahrung verweigern, weil wir zu lange zu viel gefuttert haben, und die Verantwortung jetzt ihm zuschanzen, sich gefälligst wieder in das Wunderwerk zu verwandeln, das wir Figur nennen.

Die Rede ist von Tagesfreizeit im Darm. Der Spa für den Darm ist nur ein paar Stunden geöffnet. Dieses kurzzeitige

Fasten wird auch als Intervallfasten bezeichnet. Dabei sind die Perioden ohne Essen relativ kurz, in unserem Fall mindestens vier Stunden.

Solche Ruhezeiten sind ausgesprochen bekömmlich für uns. Andauernd Nahrung zu uns zu nehmen, bedeutet Dauerarbeit für den Darm und damit Stress. Ständig muss der Körper seine Verdauungssysteme anwerfen. In Wahrheit kann er die Arbeit nie wirklich fertig machen. Deshalb profitiert unser Organismus von den Nahrungspausen, die nie aus unserer genetischen Veranlagung gelöscht wurden. Unser Darm ist nicht dafür konzipiert, auf Hochtouren zu laufen und in einem durch zu verdauen. Wir sterben nicht gleich, wenn wir einmal nichts essen.

In verschiedenen Organen und Geweben können wir Reserven speichern. Unser Körper ist gut gegen Hungerzeiten gewappnet. Er holt sich seine Energie aus den Vorratskammern, die in der Leber und im Fettgewebe gespeichert sind. Schieben wir immer Nahrung nach, macht der Körper nichts mehr anderes, als zu speichern. Logisch, er ist nicht gefordert, diese Reserven auch wieder zu mobilisieren, wofür sie aber gedacht wären.

Das Ergebnis ist immer mehr Übergewicht.

Auf Level 6 lehren wir dem Darm wieder, was er einst konnte. Ab jetzt darf er wieder mit regelmäßigen Pausen rechnen. Nicht nur während der Schlafenszeit in der Nacht, er darf sich auch tagsüber ausruhen.

Konkret bedeutet das: Einmal täglich legen wir eine vierstündige Essenspause ein. Wann genau, können wir selbst entscheiden. Entweder zwischen dem Frühstück und dem Mittagessen oder zwischen dem Mittagessen und dem Abendessen.

In dieser Zeit essen wir nichts und wir trinken nur Wasser oder ungesüßten Tee. Alles, was Kalorien hat, bleibt tabu. Das gilt auch für die, die sich in Flüssigem verstecken, in Fruchtsäften, Coca-Cola, Limonaden, in allen gesüßten Getränken oder Milch.

Natürlich müssen wir uns nicht zum Essen zwingen und können längere Pausen machen. Aber gerade in der anfänglichen Begeisterung, was für tolle Chefs wir sind, die unserem treuen Mitarbeiter freiwillig so großzügige Urlaubsscheine ausstellen, sollten wir es nicht übertreiben.

Vier Stunden sind vollkommen ausreichend. Darunter sollte die Pausenzeit aber nicht liegen.

Wir müssen uns weder schonen noch selbst Urlaub nehmen, um uns ausschließlich aufs Fasten zu konzentrieren. Wir leben einfach normal weiter. Wir essen dabei nur nichts.

Grundsätzlich ist das Intervallfasten weniger streng als die herkömmlichen, strikten und asketischen Fastenkuren. Denn natürlich sind trotz der Spa-Zeit im Darm Genussmittel wie Kaffee, schwarzer Tee und Alkohol erlaubt. Nur halt nicht gerade in den abstinenten vier Stunden.

Wie positiv die Effekte von kurzen Nahrungspausen tatsächlich sind, entdeckte die Wissenschaft übrigens im Tierversuch. In Experimenten zeigte sich, dass Tiere, die weniger zu essen bekamen, länger lebten und viel seltener krank wurden. Vor allem chronische Krankheiten traten seltener auf oder wurden in ihrer Ausprägung vermindert. In einer Mäuse-Studie hatte sich zum Beispiel gezeigt, dass das Intervallfasten das Risiko von Diabetes deutlich reduzieren kann. Als man das auch an Menschen untersuchte, bewahrheitete sich die Annahme. Diabetiker profitieren sehr von den kurzen Fastenzeiten.

Zur Gewichtsreduktion sind vierstündige Fastenpausen so was wie ein Zaubertrick.

Die längeren Essenspausen beim Intervallfasten bewegen den Körper nämlich dazu, seine Reserven zu mobilisieren. Da wird zuallererst einmal das Glykogen verheizt, das der Körper aus Kohlenhydraten aufgebaut und in seinen Vorratskammern in der Leber und im Muskel gespeichert hat. Ist das aufgebraucht, werden die Fettreserven abgebaut.

Dagegen zeigten andere Studien an Mäusen, dass jene Versuchstiere, die den Hang zu Übergewicht hatten und nahezu kontinuierlich fraßen, fast ausschließlich Kohlenhydrate und gar keine Fette verbrannten. Als diese Tiere dann nur jeden zweiten Tag Zugang zum Futter hatten, wurde ihr Stoffwechsel flexibler und schaltete zwischen Fett- und Kohlenhydrat-Verbrennung hin und her.

Wie schön wäre es, wenn wir mit der bloßen Theorie um die Praxis herumkommen könnten. Denn was so einleuchtend klingt und so leicht ausschaut, ist Tag für Tag ein Kraftakt des Willens. Auf einmal dehnen sich läppische vier Stunden, die zum Beispiel zum Einkaufen, Kochen und Essen gar nicht ausreichen würden, endlos.

Vier bis fünf Stunden nicht zu essen, hat auf einmal die Ausmaße einer Hungersnot. Der Magen knurrt uns an und hin und wieder fühlen wir uns sogar schwach oder schwindlig. Der Körper arbeitet mit allen Finessen.

Aber das können wir auch.

Die Gegenstrategie

Wir müssen Hunger vermeiden.

Hunger ist ein Überlebenstrieb, wir können uns diesem Trieb, wenn er einmal da ist, kaum widersetzen. Ohne Hunger hätte die Menschheit nicht überleben können. Die gute Nachricht ist, dass wir unseren Hunger beeinflussen können. Wirklicher Hunger entsteht nämlich erst, wenn der Blutzuckerspiegel zu niedrig ist.

Alles davor ist bloß das Gefühl von Hunger. Es ist Appetit. Ein Will-haben. Es überfällt uns, wenn sich jemand am Nachbartisch im Kaffeehaus eine Sachertorte mit Schlag bestellt. Oder wenn ein Kellner an den anderen Tisch ein Lachsbrötchen serviert. Oder wenn der Wind einen Hauch von Leberkäse aus der Würstelbude herüberträgt. Oder. Oder. Oder.

An Appetit stirbt man aber nicht. Der ist mit Disziplin in den Griff zu kriegen, indem man einfach die Finger vom Essen lässt. Ja, ich weiß. Höre ich da jemanden lachen?

Ich spreche hier vom echten, quälenden Hunger, der uns nicht mehr loslässt.

Zu Beginn des Buches und insbesondere auf Level 3 sind wir dem Hypothalamus begegnet. Der Hypothalamus ist eine kleine Struktur in unserem Gehirn, die eine zentrale Überwachungsfunktion hat. Er ist Wächter über Atmung, Kreislauf, Körpertemperatur und Blutzucker.

Das alles wird im Hypothalamus gemessen und registriert. Stimmen irgendwelche Werte nicht, schlägt der Hypothalamus Alarm und verlangt die notwendigen Konsequenzen. Ist zum Beispiel der Blutzuckerspiegel zu niedrig, aktiviert der

Hypothalamus im Gehirn unterschiedliche Zentren, die uns Appetit machen:
- Wir nehmen Nahrungsmittel schärfer wahr. Manche Künstler empfehlen deshalb auch, nur hungrig in Museen zu gehen, weil dann unsere Sinne geschärft sind, und wir die Bilder besser wahrnehmen.
- Wir riechen intensiver. Wie Spürhunde nehmen wir den Duft von Essen viel stärker wahr, als in sattem Zustand.
- Wir hören besser.
- Stresshormone wie Cortisol und Adrenalin werden ausgeschüttet, damit wir alle Kräfte mobilisieren können, um erfolgreich auf Nahrungssuche zu gehen.

Unser Gehirn ist auf eine konstante Glucosezufuhr angewiesen. Zu wenig Glucose konnte früher sehr schnell lebensbedrohlich sein. Das Gehirn kämpft aus evolutionärer Sicht um sein Leben und wird daher so aggressiv wie penetrant, bis wir uns endlich etwas Nahrhaftes eingeworfen haben.

Solche Hungerzustände müssen wir vermeiden.

Dafür reicht die Disziplin, mit der wir den Appetit vertreiben können, leider nicht aus. Deshalb wärmen wir die Lektion, die wir auf Level 3 ja bereits geübt haben, noch einmal auf:

Wir achten verstärkt auf die GL unserer Mahlzeiten, auf die Glykämische Last.

Besonders bei den Mahlzeiten vor der Essenspause brauchen wir etwas, das lange satt macht. Dann können wir die vier, fünf Stunden ohne Essen locker durchhalten.

Bevor wir den Spa im Darm aufsperren, noch ein Schokocroissant oder ein Baguette hinunterzuwürgen, grenzt meiner Meinung nach an Masochismus. Es ist, als sabotierten wir uns selber: Na, du Vielfraß, jetzt zeig einmal vier Stunden lang, wie du dich im Zaum halten kannst.

Die Antwort ist: schwer. Denn im Körper passiert Folgendes. Der Blutzucker schießt in die Höhe wie eine Rakete. Der Körper sendet ebenso viel Insulin aus. Die Überdosis senkt den Blutzucker rapide und zwar unter den Spiegel, der vor dem Essen herrschte. Der Hypothalamus schlägt Alarm und das Gehirn tut auf aggressivste Art alles, damit wir wieder etwas essen.

Bei Nahrung mit niedriger GL hingegen bleibt der Blutzuckerspiegel konstant. Der Hypothalamus misst ruhig vor sich hin, ohne irgendwie reagieren zu müssen. Unser Gehirn quält uns nicht mit Kopfkino von Pasta, Zwiebelrostbraten oder Tiramisu.

Allein der Vorsatz, dem Darm eine Essenspause zu gönnen, ist demnach nicht genug. Wir brauchen einen Plan. Eine Speisekarte von Gerichten mit niedriger GL.

Marion und ich haben dabei immer sehr gute Erfahrungen mit Ratatouille gemacht. Ratatouille ist ein Alleskönner. Sehr gut als Beilage zu Fleisch oder Fisch. Mit Ziegenkäse, Mozzarella oder Eiern auch eine tolle Hauptmahlzeit.

Wir können die Ratatouille sogar kalt essen, mit etwas Zitrone und frischen Basilikum wie einen Salat. Gerne auch mit Sardinen oder Makrelen aus der Dose dazu.

Wichtig ist, die Ratatouille ist auf du und du mit Eiweiß. Dieses Gemüse kombiniert mit etwas Protein ergibt eine exzellente Mahlzeit mit super-niedriger GL. Die Ratatouille fleht uns geradezu nach irgendetwas Eiweißreichem als Begleitkost an. Keiner mag Ratatouille mit weißem Reis oder Nudeln. Lieber ein Stück Fisch oder Fleisch und vielleicht ein kleines Glas kühlem Rosé. Das Südfrankreich-Feeling ist ein kostenloser Gruß aus der Küche.

Hier Marions Rezept:

Ratatouille

Zutaten (für 4 Personen):

- 350 g Auberginen
- 350 g Zucchini
- 350 g rote Paprika
- 350 g Zwiebel
- 500 g reife Tomaten
- 3 Knoblauchzehen
- 6 Löffel Olivenöl
- 1 Bund Thymian
- 1 Lorbeerblatt

Wir überbrühen die Tomaten mit kochendem Wasser, enthäuten und vierteln sie und schneiden die Auberginen, Zwiebel, Paprika und Zucchini in bissgroße Scheiben.

Dann erhitzen wir 2 EL Olivenöl und rösten die Zwiebel und Paprika an. Sobald sie weich sind, geben wir die Tomaten, den Thymian und das Lorbeerblatt dazu.

Wir salzen und pfeffern und lassen das Ganze auf kleiner Flamme 45 Minuten zugedeckt leicht köcheln.

In einem separaten Topf erhitzen wir 4 EL Olivenöl und braten die Auberginen und Zucchini an.

Danach mischen wir alles zusammen, salzen und pfeffern noch nach Geschmack.

Falls sich jetzt wer Sorgen macht, dass er jede Pause für den Darm zunichte machen wird, indem er nachher doppelt so viel reinhaut. Diese Angst lässt sich sofort nehmen.

Mittlerweile bestätigen mehrere Studien, dass vor allem Menschen mit Gewichtsproblemen viel mehr Kalorien aufnehmen, wenn sie fünf statt drei Mahlzeiten verzehren.

Überraschenderweise holen wir nämlich nach der Essenspause das Versäumte nicht nach. Wir essen nicht automatisch mehr, um die fehlenden Kalorien wieder aufzuholen. Wir kompensieren höchstens ein bisschen und das ist ganz normal.

Vergleichen wir die Kalorien, die in einer normalen Woche und in einer Intervallfastenwoche zusammenkommen, sind es in der Fastenwoche deutlich weniger. Mäuse im Tierversuch konnten die fehlenden Kalorien nicht aufholen, selbst wenn sie es versucht haben.

Beruhigend, nicht?

MONAT 7
Level 7
Zeit für Kochen, Essen, Familie und Freunde

Wir sind reif für die Insel. Dann nix wie hin.
Einmal in der Woche sind wir ab jetzt auf unserer Zeitinsel.

Hut ab, wir sind auf Level 7. Falls es jemandem entgangen sein sollte: Die Hälfte haben wir schon geschafft. Gönnen wir uns doch eine kleine Rückschau.

Auf Level 1 haben wir uns auf die Finger geschaut und seither alles aufgeschrieben, was sie in den Mund befördert haben.

Auf Level 2 haben wir gelernt, wie man im Schlaf abnimmt.

Auf Level 3 haben wir Kalorienbomben durch Kalorienplatzpatronen ersetzt und mit denen schießen wir immer noch auf die Fettpölster.

Auf Level 4 haben wir uns Zeit für uns selbst geschenkt und tun seither täglich etwas für unsere Schönheit und für unser Selbstbewusstsein.

Auf Level 5 haben wir uns in Bewegung gesetzt.

Auf Level 6 haben wir den Spa im Darm eröffnet.

Das alles haben wir geübt und mehr oder weniger intus. Manches ist tatsächlich schon zum Ritual geworden, manches befindet sich noch im Übungsstadium und manches bockt vielleicht noch ein bisschen. Aber das macht nichts. Wir haben es nicht eilig. Slow Slim hat eine Spielzeit von einem Jahr. Wer es nicht erwarten kann, muss irgendwann wieder zurück zum Start.

Level 7 also. Es zergeht uns so richtig auf der Zunge.

In diesem Monat geht es wieder um die Zeit. Um das Zeitmanagement, genauer gesagt, um die Optimierung unserer Zeitpläne, wie man das heute so nennt. Allerdings optimieren wir auf die etwas andere Art.

Wir werden nämlich ganz genau das Gegenteil von dem tun, was uns die Zeitoptimierer bisher immer erzählt haben. Wir werden versuchen, uns immer mehr halbe oder ganze Tage in der Woche zu nehmen, in denen ...

... *wir uns keine to-do-Liste machen.*

... *wir uns nicht überlegen, welche Dinge am dringendsten zu erledigen sind.*

... *wir keinen Stundenplan erstellen und unseren Tag nicht strukturieren und verplanen.*

Wir schaffen Zeitinseln.

Kleinere von einem halben Tag, besser noch welche von der Größe eines ganzen Tages. Wie Ausflugsziele ragen sie aus dem Gedränge der Woche. Die Mission für diesen halben beziehungsweise ganzen Tag lautet:

Ausgiebig kochen und essen.

Gemeinsam mit der Familie oder mit Freunden.

Reden, entspannen, chillen.

Ich stelle mir gerade einen Steinzeitmenschen vor, dem man erklärt, dass er sich einmal in der Woche einen Tag nur Zeit für sich und seine Familie nehmen soll. Aha, Wochen, wird er zuerst überlegen, so was kennt er ja nicht. Du meinst, wird er dann wissen wollen, ich soll mir von den sieben Tagen, an denen ich mich um mich und meine Familie kümmere, einen Tag nehmen, an dem ich mich um meine Familie und mich kümmere? Gerne.

Seltsam, die Zeiten haben sich gewaltig geändert, das System Körper aber nicht.

Deswegen müssen wir uns ganz explizit selber klarmachen, was auf Level 7 Sache ist. Ziel der Mission ist es nämlich nicht, möglichst organisiert und zeiteffizient zu kochen und nebenbei noch E-Mails oder SMS zu checken. Wir schauen weder aufs Handy noch auf die Zeit. Wir betrachten sie bloß und zwar als Luxus.

Als solcher wird sie geschätzt, verteidigt und genossen. Diese Zeitinseln sind heilig, mit Vehemenz freigeschaufelt und nur von uns und denen, die wir extra dazu einladen, zu betreten. Alles, was nach Job, Muss und Pflicht aussieht, wird auf der Zeitinsel nicht geduldet. Hier herrscht Ruhe, Muße, Genuss und Fröhlichkeit. Wir gehen bewusst einkaufen, wir kochen in Ruhe, wir decken den Tisch wie für ein ausgelassenes Festmahl unter Freunden, wir reden und lachen.

Kurz, wir werden Profis darin, uns Zeit für das Essen zu nehmen.

Einmal in der Woche ist die Übung. Zweimal pro Woche ist eine Fleißaufgabe. Sie muss nicht sein, aber sie wird beklatscht. Wir können uns auch einen fixen Tag aussuchen, wie meine Freundin Tina das gemacht hat.

Tina ist Anwältin, die in ihrem Alltag oft mit ausgesprochen schwierigen Tagen zu kämpfen hat. Vor kurzem hat sie mir einmal gestanden:

»Montage sind die Hölle für mich. An Montagen sind viele Gerichtstermine, viele neue Mandanten vereinbaren mit Vorliebe für montags Termine, und sie bringen immer sehr viel Ärger und Wut mit sich. Zu allem Überfluss liegt auch die ganze Arbeitswoche noch vor mir. Irgendwann habe ich mir angewöhnt, mir wenigstens den Abend komplett freizuhalten. Wenn der Tag schon furchtbar ist, soll er wenigstens gemütlich ausklingen. Das ist so etwas wie mein neues Mantra geworden.«

Am Montagabend macht Tina nichts anderes, als kochen, essen und reden, und dieser Luxus dauert Stunden.

»Ich überweise keine Rechnungen«, sagte Tina, «ich arbeite nicht an meiner Steuererklärung, mache keine Internet-Einkäufe, beschäftige mich nicht mit Facebook und überprüfe keine Termine mehr spät in der Nacht.«

All diese vielen Dinge, womit man gleich einmal einen ganzen Abend füllen kann, werden an Tinas Montagen einfach verschoben. »Und soll ich dir was sagen: Die Welt ist deswegen bisher auch nicht untergegangen.«

Tina schaltet das Handy aus und bleibt offline. Sie sucht sorgfältig aus, was sie kocht, nimmt sich dazu genauso viel Zeit wie fürs Essen und die Gespräche. Entweder teilt sie sich ihre Montagabende mit ihrem Lebensgefährten oder mit Freunden.

Auch wenn Gäste kommen, helfen sie oft schon beim Kochen oder bringen das Dessert mit. »Ich möchte ja auch nicht Freunde einladen und dann alleine in der Küche stehen«, sagt Tina. »Ich kann mich an keinen Abend erinnern, der nicht genauso war, wie ich mir das vorgestellt habe. Wenn ich mich dann ins Bett lege, bin ich zufrieden und habe den anstrengenden Teil des Tages vergessen.«

Warum Tina diese Montagabende so gut tun, erklären die Neurotransmitter und Hormone, die bei ihr am Feierabend hochfahren.

Das Oxytocin, allseits bekannt als Kuschelhormon. Neurophysiologisch bildet es sich bei Tina durch das gemeinsame Kochen, das Essen in Gesellschaft und durch die langen Gespräche mit ihren Freunden. Das Hormon wird in der Hirnanhangsdrüse gebildet, aber es entsteht durch soziale Kontakte, und zwar jeder Art. Es ist also ausgesprochen gesellig. Durch Oxytocin fühlen wir uns wohl, wir fühlen uns gemocht und in der Gruppe aufgenommen.

Das Dopamin, sozusagen das Hormon der Vorfreude. Aus vielen Studien wissen wir, Dopamin wird nicht erst im eigentlichen Moment gebildet, es entsteht davor. Bei Tina stellt es sich ein, weil sie die Vorbereitung für den schönen Abend genießt, die Musik mag, die sie dazu auflegt, das Essen für die Freunde kocht. Dopamin wird im Belohnungssystem gebildet, angeregt durch alles, was uns Freude macht. Bei Tina ist es montagabends quasi ebenso am Köcheln wie die Speisen auf dem Herd.

Was für eine Nachricht. Denn das heißt nichts anderes, als dass wir das ausleben dürfen, wofür wir uns bei allen anderen Erledigungen auf die Finger klopfen:

Wir dürfen trödeln.

Wir dürfen Zeit mit dem unnötig Schönen verplempern.

Wir brauchen nicht auf die Uhr zu schauen.

Indem wir das Ereignis auf der Zeitinsel so richtig zelebrieren, nehmen wir es automatisch mit allen Sinnen wahr. Das hat einen guten Nebeneffekt. Wenn wir Zeit investieren und etwas genießen, kommt weder Stress noch Frust auf, die das Bedürfnis wecken, uns vollzustopfen. Wir sind auch ohne Kalorien glücklich.

Apropos Glück

In der Glücksforschung hat sich gezeigt, dass die Menschen am meisten Glück empfinden, die viel Zeit zur Verfügung haben, um gute zwischenmenschliche Kontakte zu führen. Funktionierende soziale Beziehungen aufrecht zu erhalten, ist heute fast zu einer Kunst geworden. Allzu leicht hat man das Gefühl, wir tun das über die sozialen Medien. Aber das sieht der Körper ein bisschen anders. Er zieht face to face dem Facebook vor.

Dazu gehört Zeit, sich um die Familie zu kümmern, Zeit, um Freundschaften zu pflegen, Zeit, um mit der Nachbarin zu tratschen oder mit dem Gemüsehändler oder den Leuten im Käseladen zu plaudern. Über die sozialen Medien verbringen wir eine Menge Zeit mit allen möglichen sogenannten Freunden, aber diese Zeit kommt nirgends vor in jenen Umfragen, die Zeit zum Statussymbol erklären.

Die Zeit, die man mit Freunden via Computer oder Handy verbringt, besteht bloß aus Zeiteinheiten. Die Zeit, die wir von Angesicht zu Angesicht mit Nahestehenden verbringen, bestehen aus kostbaren Momenten.

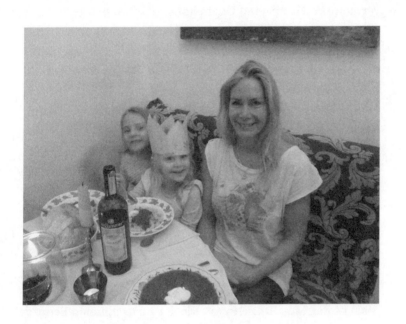

Die Beziehungen zu Menschen, die wir lieben, sind für uns am wichtigsten. Auch das haben Studien ergeben. Dicht gefolgt von entfernteren Freunden, Arbeitskollegen, Bekannten und Menschen, die wir sonst noch täglich in unserem Viertel treffen.

Durch jeden dieser Kontakte, durch jedes dieser Gespräche vermehren wir unseren Oxytocin-Ausstoß. Das Kuschelhormon reagiert brav auf jedes Ereignis, das das Gesellschaftswesen Mensch mit seinesgleichen verbringt. Auf jede Stunde eines Abendessens mit dem Partner bis zu jeder Minute Scherzen auf der Hundewiese.

Ein hoher Oxytocin-Spiegel im Blut bewirkt wiederum, dass wir mehr Interesse an anderen Menschen und an sozialen Aktivitäten haben, was dann wieder unseren Freundeskreis erhöht. Es ist so ein dankbarer Kreislauf und er kostet nur Zeit.

Glücksforscher sehen einen direkten Zusammenhang zwischen dem Ausmaß an positiven, gelingenden sozialen Beziehungen und dem Grad des Glücklichseins.

1943 hat der russisch-amerikanische Psychologe Abraham Maslow das Modell Die Pyramide der menschlichen Bedürfnisse entwickelt:

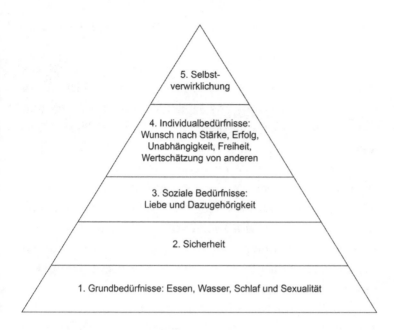

Maslow ordnete alle Bedürfnisse des Menschen nach Prioritäten. Seiner Meinung nach müssten wir sie uns bei ihrer Erfüllung vom Fuß der Pyramide bis an die Spitze erarbeiten. Erst wenn eine Stufe gesättigt sei, kümmern wir uns um die Sättigung der nächsten Stufe.

Was eine gewisse Logik hat. Denn zuallererst kommt, was immer zum Überleben notwendig ist, also die Grundbedürfnisse wie Essen, Trinken, Schlaf und Sexualität. Gleich darüber folgt das Bedürfnis nach Sicherheit.

Schon auf der dritten Stufe finden wir unsere sozialen Bedürfnisse, die zwischenmenschlichen Kontakte, das Gefühl der Dazugehörigkeit und die Liebe.

Die Individualbedürfnisse Stärke, Erfolg, Unabhängigkeit, Freiheit und Wertschätzung werden auf der vorletzten Stufe befriedigt. Die höchste Stufe beschäftigt sich mit der Selbstverwirklichung.

Ganz ähnlich sehen das die Autoren des World Happiness Report. Grob zusammengefasst heißt es dort: Sofern unsere Basisbedürfnisse erfüllt sind, ist der Mensch eher durch gute zwischenmenschliche Beziehungen als durch höheres Einkommen glücklich zu machen.

Der World Happiness Report der Vereinten Nationen hat erhoben, in welchen Ländern die glücklichsten Menschen leben. Gemessen wurde dabei das subjektiv empfundene Glück, die Freiheit, sein Leben selbst zu gestalten, die persönliche Wahrnehmung von Großzügigkeit und Korruption in einem Land, das Einkommen, die Lebenserwartung und das zur Verfügung stehende soziale Netz.

Im Jahr 2016 war Dänemark an erster Stelle, vor der Schweiz und Island. Österreich schaffte den zwölften Platz und Deutschland den sechzehnten.

Die Dänen sind also die Glückskinder dieser Welt.

Erstaunlich, nicht? Wo doch die Winter in Dänemark extrem lang und saukalt sind, die Sommer daher eh schon nicht sonderlich auffallen und noch von durchschnittlich 180 Regentagen pro Jahr überschwemmt werden.

Aber sowohl in Dänemark wie auch in der Schweiz und Island gibt es ein sehr dichtes soziales Netz, eine gute medizinische Versorgung und ein hohes durchschnittliches Einkommen. Die Dänen sind weiters für ihren egalitären Charakter bekannt, die Menschen fühlen sich alle sehr gleich und haben nicht ständig das Bedürfnis, sich gegenseitig zu übertrumpfen.

Außerdem sind die Dänen, Schweizer und Isländer Meister in der Disziplin der Work-Life-Balance. Ihnen gelingt es, sich nach der Arbeit genügend Zeit zu nehmen, um sich mit der Familie zu beschäftigen oder sich mit Freunden zu treffen.

Natürlich gibt es auch zweibeinige einsame Wölfe, aber grundsätzlich ist der Mensch kein Einsiedler. Wir können vielleicht gut allein sein, aber das ist ganz etwas anderes, als einsam zu sein.

Das ist keine Behauptung, das ist messbar wie Studien in der fMRT zeigten. Bei Versuchsteilnehmern, die sozial isoliert waren, sind genau die Gehirnareale stärker aktiv, die sonst nur bei körperlichem Schmerz ausschlagen.

Einsamkeit und Isolation empfinden wir wie physische Qual. Sie tun weh.

Was uns schon wieder in die Steinzeit entführt. Denn auch das ist ein uraltes Prinzip, für dessen evolutionäre Änderung unser Organismus noch keine Notwendigkeit gesehen hat. Damals wäre es unmöglich gewesen, alleine zu überleben. Wir sind Herdentiere, die von der Gemeinschaft und dem Schutz der anderen abhängig sind.

Den Kreis zu unserem Level 7, auf dem wir diesen Monat üben, unsere Zeitinseln einzurichten, schließt ein Nobelpreisträger. Dr. Daniel Kahneman von der Universität Princeton hat mit seinem Team die Zufriedenheit von Menschen bei unterschiedlichen täglichen Aktivitäten gemessen.

909 Frauen in Texas haben ihm dafür Fragebogen ausgefüllt. Detailliert gaben sie an, womit sie den Tag verbrachten und wie groß das Glücksgefühl dabei auf einer Skala von eins bis sieben war.

Das magerste Glücksgefühl warfen der Weg zur Arbeit, die Hausarbeit und der Job ab.

Am glücklichsten fühlten sich die Texanerinnen beim Sex, wenn sie Freunde nach der Arbeit trafen und mit ihnen zu Mittag oder abends aßen. Ganz oben auf der Glücksskala standen nette Gespräche mit Kollegen während der Arbeit oder beim gemeinsamen Kochen. Nobelpreismäßig bestätigt sozusagen.

Marion und ich wollten in unser letztes Buch Kopfsache schlank – Wie wir über unser Gehirn unser Gewicht steuern ein Sellerie-Mayonnaise-Rezept aufnehmen. Eine Spezialität, die Marion einmal in einem kleinen Gasthaus irgendwo im Osten Frankreichs gegessen hatte. Eine Vorspeise mit frischgebackenem Sauerteigbrot, eine Köstlichkeit, wie sie mir versichert hat.

Das Rezept hörte sich simpel an, fein geriebenen Sellerie mit selbst gemachter Mayonnaise vermischen und würzen. Was wir allerdings unterschätzt haben, war die Sache mit der selbst gemachten Mayonnaise. Wir haben sie in unterschiedlichen Variationen probiert, zuerst Ei, zuerst Öl, mit elektrischem Mixer, mit Handmixer, trotzdem sind wir ein ums andere Mal kläglich gescheitert.

Am Ende standen wir mit drei Glasschüsseln da, jede voll mit einem Gemisch aus Ei und Olivenöl oder Ei, Olivenöl und Dijon-Senf und einer fast leeren Flasche Wein. Die hatten wir zur Feier des Tages schon beim ersten Versuch aufgemacht. Sogar Marions Hund hat die Nase gerümpft und sich geweigert, die Ei-Olivenöl-Dijon-Senf Gemische zu fressen.

Der Nachmittag wurde trotzdem eine der lustigsten Koch-Sessions, die wir je hatten. Das Ergebnis war lausig, aber wir hatten viel Spaß. Wir waren glücklich.

Wir können Dr. Kahneman also nur Recht geben, es waren ein paar Zutaten dabei, die laut seiner Studie viel zum Glücksgefühl beitragen. Wir haben unsere Freundschaft gepflegt, wir haben gemeinsam gekocht, geredet und dann zusammen Abend gegessen, wenn auch nicht die Sellerie-Mayonnaise.

Inzwischen haben wir das mit der Mayonnaise auch auf die Reihe bekommen. Marions französischer Lebensgefährte hat es uns gezeigt, wie man sie zubereitet. Es ist nicht allzu kompliziert, wie wir gestehen müssen.

Marion hat übrigens nicht zu viel versprochen, die Sellerie-Mayonnaise mit frischem Sauerteig-Schwarzbrot als Vorspeise ist ein unglaublicher Genuss.

Hier das Rezept: Sellerie-Mayonnaise

Sellerie-Mayonnaise

Zutaten:

- 1 Eigelb
- 1 Esslöffel Dijonsenf
- 100 ml Olivenöl
- ein Spritzer Zitronensaft
- Salz und frisch gemahlener Pfeffer
- Geriebener Sellerie
- Sauerteig-Schwarzbrot

Wichtig: Alle Zutaten müssen Zimmertemperatur haben, deshalb unbedingt rechtzeitig aus dem Kühlschrank nehmen.

Wir vermischen das Eigelb mit dem Senf und etwas Salz und Pfeffer in einer hohen Schüssel.

Wir geben nach und nach das Öl dazu, am Anfang tropfenweise (!) und verquirlen das Ganze mit dem Stabmixer, solange bis eine homogene Masse entsteht.

Dann geben wir einen Spritzer Zitronensaft dazu.

Wir geben, je nach Größe, eine halbe bis ganze geriebene Sellerieknolle dazu und verrühren alles.

Wir servieren die Sellerie-Mayonnaise mit kleinen, frischen Schwarzbrotstücken.

Nach der Mayonnaise wird vermutlich niemand mehr zu halten sein, und es sich auf der eigenen Zeitinsel gemütlich machen wollen. Wie die Glücksstudien alle gezeigt haben, sind Amüsement und Freude die wichtigsten Ingredienzien des Erfolgs. In unserem Fall ist dieser Erfolg, Gewicht zu verlieren. Doch das Slow Slim-Programm ist zwar die spielerische Methode abzunehmen, aber nicht ausschließlich zum Vergnügen da.

Um das Spiel richtig zu spielen, hat es seine Regeln und die gelten auch auf der Zeitinsel.

Deshalb eine kleine Zusammenfassung:

Die drei großen W von Level 7

Wer?

Wir bevölkern die Zeitinsel nicht mit irgendwem. Wir laden nur Menschen ein, mit denen wir einen wirklich gemütlichen Tag oder Abend verbringen können. Deshalb nehmen wir uns schon für die Gästeliste Zeit.

In einer Art Ausschließungsverfahren entscheiden wir uns. Eine kleine Hilfe, wer da auf keinen Fall draufstehen soll.

Die Nörgler-Runde: Also keine Besserwisser aus dem Verwandtenkreis, die uns oder unser Leben kritisieren und hinterfragen.

Die Perfektionisten-Partie: Also niemand, bei dem wir das Gefühl haben, ein perfektes Vier-Gänge-Menü auf Augarten Porzellan servieren zu müssen.

Der Arbeits-Kreis: Also keine auch noch so netten Kollegen, die ausschließlich über die Arbeit reden.

Das Konkurrenz-Klüngel: Also keine angeblichen Freunde, die uns entweder um etwas beneiden oder auf jedem Gebiet besser sein müssen.

Die Heuchler-Clique: Also niemand, der hinter dem Rücken anders über uns redet als uns ins Gesicht.

Die Energieräuber-Bande: Also niemand, der als Hauptmahlzeit seine Probleme serviert und dann nicht aufhört, Nachschlag auszuteilen.

Die Revanche-Abteilung: Also niemand, dem wir eine Gegeneinladung schuldig sind.

Willkommen sind alle, die Spaß am Kochen haben, die lachen können und gerne gut essen. Der Verwandtschaftsgrad ist unerheblich, woher man sich kennt, völlig egal. Ob jeder Gast eine Flasche Wein, Kinder, Hunde oder noch mehr Gäste mitbringt, hängt von der Größe unserer Küche ab. Jedenfalls muss das jeder von uns selbst entscheiden.

Wie?

Die Zeitinseln sind dafür da, jede Menge Dopamin auszuschütten. Das geht schon deshalb, weil wir uns auf das gemeinsame Essen freuen. Das geht aber noch besser, indem wir uns lange damit beschäftigen. Je weiter wir den Prozess ausdehnen können, ohne sinnlos herumzutrödeln, desto mehr belohnt uns das dafür zuständige System in uns.

Wir lassen uns Zeit beim Einkaufen. Schon aus Kostengründen entscheiden wir uns, etwas ganz Einfaches zu kochen und uns dafür die besten Zutaten auszusuchen.

Wir fallen nicht in den nächsten Supermarkt ein. Wir suchen uns einen Markt oder kaufen bei einem Gemüsehändler. Dort nimmt man sich automatisch mehr Zeit, was vermutlich daran liegt, dass wir alle höfliche Wesen sind. Einem Händler an seinem Stand bringt man mehr Respekt entgegen als den Angestellten im Supermarkt, die man ohnehin kaum sieht.

Außerdem gibt es am Markt niemanden, der sich nicht gern in ein Gespräch über die verschiedensten Philosophien der Zubereitung verwickeln lässt.

Käse, Wurst und Schinken holen wir aus dem Delikatessgeschäft und beim Käsehändler. Allein die Beratung ist schon ein Genuss und zum Kosten gibt es auch immer was.

Zumindest anfangs wählen wir Mahlzeiten, die wir gut können und die leicht zuzubereiten sind. Unkompliziert und nicht zu aufwändig, das ist das Erfolgsrezept, sofern man nicht einen Haufen Gourmetköche als Freunde hat, die Sellerie-Mayonnaise aus dem Osten Frankreichs mit dem linken kleinen Finger hinkriegen.

Küchenprofi oder nicht: Selbst wenn man ein Ass am Herd ist, sollte nicht die ganze Konzentration aufs Kochen draufgehen.

Also bitte keine sechs oder sieben Steaks zum Herausbraten, zwei medium, drei innen roh und zwei well done. Das ist kein gemütlicher Abend, das ist ein Albtraum.

Auch Gäste, die Zwiebel mit dem Spargelschäler häuten, sollen mithelfen und sich beim Kochen unterhalten können. Tratschen ist wichtiger, als dass die Gurkenstückchen für den Salat exakt in der gleichen Größe geschnitten sind. Das ist übrigens kein zufälliges Beispiel, in Russland wird die Hausfrau daran gemessen, ob ihre Zutaten in Form und Größe identisch sind.

Ich sehe im Fernsehen manchmal Kochsendungen, in denen sich Menschen mit Raffinessen der Zubereitung gegenseitig zu übertrumpfen versuchen und sich dann kritisieren und heruntermachen. Da werden Täschchen und Soufflés gemacht und kleine Törtchen und Röllchen, alle einzeln und eines schwieriger als das andere. Alles extrem umständlich und heikel, für die Gastgeber ein Marathon und für die Zuschauer ein Gericht, garniert mit dem Gefühl: Das kann ich nie.

Genau das ist auf der Zeitinsel tabu.

Mir fällt dazu eine Einweihungsparty ein, die wir vor ein paar Jahren veranstaltet haben, als wir ein Haus in Feldkirch bezogen haben. Ein alter, mehr als renovierungsbedürftiger, Kasten, aber mit sehr viel Flair.

Ich hatte keine Lust, von meiner eigenen Party gar nichts zu haben und ständig mit dem Essen beschäftigt zu sein. Deshalb machte ich Gulasch mit Kartoffeln. Den Topf haben wir mit einem großen Schöpfer einfach auf den Tisch gestellt und jeder hat sich selbst bedient. Das ist sehr gut angekommen und es war ein total lustiger Abend. Auch für mich.

Hier ein paar andere Beispiele:

Spaghetti Bolognese

Zutaten (für 4 Personen):

- 500 g Rindsfaschiertes
- 3-4 Knoblauchzehen
- Olivenöl
- Entweder frischer Rosmarin oder getrocknete Kräuter der Provence
- 500 g Spaghetti (mind. 13 Prozent Eiweißgehalt)
- 2 Tetrapack mit je 500 ml Tomatensauce
- Salz, Pfeffer
- Hartkäse (Parmesan, Bergkäse)

Wir erhitzen die kleingehackten Knoblauchzehen in etwas Olivenöl.

Bevor der Knoblauch sich bräunlich verfärbt, geben wir das Faschierte dazu.

Wir rühren das Faschierte um und braten es etwas an. Sobald es nicht mehr rosa ist, kommt die Tomatensauce dazu, salzen, pfeffern und auch die Kräuter dazugeben, entweder fein gehackten Rosmarin oder die Kräuter der Provence.

Dann lassen wir die Sauce köcheln und etwas eindicken.

Inzwischen stellen wir das Nudelwasser auf, salzen es und geben die Spaghetti dazu, sobald es kocht.

Während die Spaghetti kochen, reiben wir den Käse.
1 Minute vor Ende der Garzeit gießen wir die Nudeln ab und rühren sie dann unter die Bolognese-Sauce. Wir verrühren ordentlich und portionieren die Nudeln.

Den Käse gibt jeder am Tisch je nach Wunsch selbst hinauf. Ich nehme mir, wenn ich in Tirol oder Vorarlberg bin, gerne ein großes Stück alten Bergkäse von einem Markt oder direkt von einer Hütte mit und verwende den auch für die Spaghetti Bolognese.

Das ist mir lieber als importierter Parmesan, von dem ich nicht genau weiß, woher er kommt.

Würste mit Sauerkraut

Zutaten (für 4 Personen):

- Pro Person 1 Paar Kochwürste
- 500 g Sauerkraut
- Wacholderbeeren
- Pfeffer
- Dijon-Senf
- Cornichons

Wir lassen das Sauerkraut etwas abtropfen, geben es in einen kleinen Topf und geben circa 50 ml Wasser und 2 Esslöffel Wacholderbeeren dazu. Pfeffern und 10-15 Minuten köcheln lassen.

Sobald das Sauerkraut aufgestellt ist, erhitzen wir Wasser und kochen die Kochwürste je nach Anleitung, ungefähr 10 Minuten.

Auf dem Teller drapieren wir das Sauerkraut mit den Würsten und ein paar Cornichons dazu. Wir reichen ebenfalls Dijon-Senf dazu.

Zwiebeltarte

Achtung: Auch wenn wir Zwiebel eigentlich nicht so besonders mögen, werden wir die Zwiebeltarte höchstwahrscheinlich lieben.

Zutaten (für 4 Personen):

Teig:
- 250 g Mehl
- ½ TL Salz
- 60 ml Olivenöl

1 Tarteform mit Durchmesser 26 cm
Getrocknete Bohnen oder andere Hülsenfrüchte zum »Blindbacken«

Füllung:
- 1 kg Zwiebel
- 3 EL Olivenöl
- 2 Eier
- 125 ml Sahne
- Etwas Butter zum Einfetten der Form
- Salz, Pfeffer
- 1 Prise Muskatnuss
- 1 Prise Zimt

Wir geben das Mehl in eine Schüssel und das Salz dazu. Dann lassen wir das Öl in einem dünnen Strahl auf das Mehl laufen und mischen alles. Wir geben 8 EL Wasser löffelweise dazu und verkneten alles.

Sobald der Teig glatt ist, formen wir eine Kugel, geben Klarsichtfolie um die Kugel und lassen den Teig im Kühlschrank ruhen.

Wir schälen die Zwiebel und schneiden sie in dünne Scheiben. Dann erhitzen wir Öl in einer Pfanne und dünsten die Zwiebel bei mittlerer Hitze ungefähr 20 Minuten, bis sie leicht braun werden.

Wir heizen den Backofen auf 200 Grad auf. Auf einer bemehlten Arbeitsfläche rollen wir den Teig aus und kleiden die Form damit aus, die wir vorher mit Butter eingefettet haben. Der Teig sollte etwas über den Rand hängen.

Den Teig legen wir mit Backpapier aus und füllen getrocknete Bohnen oder andere Hülsenfrüchte ein, um das Backpapier zu beschweren.

Das ganze backen wir 12 Minuten blind.

Wir holen die Form mit dem Teig wieder aus dem Ofen, entfernen die Bohnen und das Backpapier und backen nur den Teig 5 Minuten.

Wir reduzieren die Ofentemperatur auf 180 Grad.

In einer großen Schüssel verquirlen wir die Eier und die Sahne. Wir würzen mit Salz, Pfeffer, Muskatnuss und Zimt.

Dann geben wir die Zwiebeln dazu und verrühren alles gut. Wir gießen alles auf den vorbereiteten Teig und verteilen es gleichmäßig.

Noch einmal 30 Minuten backen, dann die Temperatur auf 200 Grad erhöhen und noch 10 Minuten backen.

Etwas abkühlen lassen, aus der Form heben und servieren.

Die Zwiebeltarte kann man warm oder kalt essen. Besonders gut ist dazu ein großer grüner Salat.

Die Zwiebeltarte gehört mit der Sahne nicht zu den leichtesten Gerichten der Welt. Aber Slow Slim kennt ja keine Verbote. Sofern wir uns einen großen grünen Salat dazu machen, uns ein schönes Ambiente schaffen und die Mahlzeit genießen, dürfen wir alles essen.

Da war es schon, das Stichwort Ambiente. Das Rundherum, das das Dopamin zum Überlaufen bringt:

Wir verwenden ein schönes Tischtuch. Wenn wir gerade keines finden, tut's auch ein blütenweißes Leintuch.

Wir kaufen schöne Papierservietten oder holen die feinen Stoffservietten hervor.

Wir suchen Geschirr aus, das wir besonders mögen, kramen alte Flohmarktfunde heraus oder servieren auf den Lieblingstellern.

Wir wählen Kerzen und Blumen für die Tischdeko aus.

Wir überlegen uns, welche Musik am besten zu unserem Essen passt, allen gefällt oder einfach entspannt.

Wir legen noch ein paar Pölster auf die Sessel, damit niemand zu hart sitzt und vielleicht vorzeitig aufsteht.

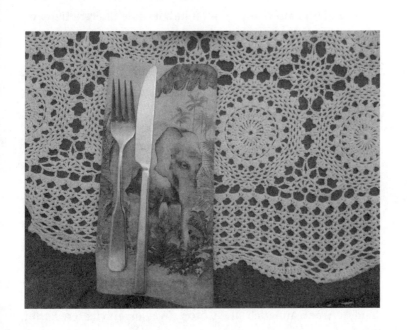

Bei aller Sorgfalt, die wir ruhig auf die Zeitinsel verschwenden sollen, halte ich doch nicht viel davon, den Tisch mit den Kostbarkeiten des Hauses zu decken, wenn wir dann ständig zittern müssen, dass ein Rotweinglas umfällt oder gar etwas zerbricht. Das sogenannte gute Geschirr allerdings immer nur in der Vitrine zu lassen, bis man irgendwann draufkommt, dass man es nie benutzt hat, ist eine Übertreibung in die andere Richtung.

»Glück erlebt man in Momenten, in denen man seine Aufmerksamkeit auf etwas Angenehmes richtet«, sagt Daniel Kahneman, der Mann mit dem Nobelpreis. »Erleben erzeugt demnach mehr Zufriedenheit als Haben. Enge soziale Kontakte und eine Balance im Leben sind wichtiger als ein etwas besser bezahlter Job, der keine Freude macht.«

Auf der Zeitinsel heißt das: Nichts soll von den Hauptakteuren ablenken, den Speisen und den Gesprächen.

Wann?

Die Zeitinsel ragt mindestens einmal pro Woche aus dem Kalender. Wenn möglich auch öfter. Wer es einrichten kann, darf jeden Tag auf die Zeitinsel einladen.

Auf welchen Tag wir die Zeitinsel legen, ist vollkommen egal. Wer Freitag früher aus dem Job kommt, kann den anderen halben Tag für die Zeitinsel reservieren. Abende bieten sich gut an, aber natürlich können wir auch an Wochenenden zum Brunch laden.

Aber es spricht auch nichts gegen einen unauffälligen Montag, einen gewöhnlichen Dienstag, einen unverdächtigen Mittwoch oder einen ordinären Donnerstag. Wir können auch einen Jour fixe einführen.

Kleiner Tipp für alle, die in ihrem Wochenplan noch keinen Platz für ihre Zeitinseln gefunden haben: Um sich zu entscheiden, wo wir die paar Stunden abzwacken können, müssen wir etwas aus unserem Alltag verbannen. Am besten wir versetzen uns in einen glücklichen Dänen und überlegen, was dem am wenigsten abgehen würde.

MONAT 8
Level 8
Wetterhart wie Islandpferde

Um schlank in den Sonnenuntergang zu reiten, nehmen wir uns ein Beispiel an den Pferden. Denen aus Island.

Schön, dass wir uns treffen, hier auf Level 8. Es ist der Monat, in dem wir unser bewegtes Leben fortführen. Ich darf gleich mit Stefan bekannt machen.

»Unlängst habe ich fast eineinhalb Stunden mit Lucia telefoniert«, erzählte er mir vor kurzem, »und es war echt so etwas von langweilig. Ich habe ewig nichts mehr von ihr gehört und hätte eigentlich gerne gewusst, wie ihr letzter Urlaub war, was es im Job Neues gab, solche Sachen. Aber seit sie CrossFit macht, trainiert sie wie eine Besessene und redet von nichts anderem mehr.«

Lucia war immer schon eine ziemlich energiegeladene Person, die ständig auf Facebook von ihren Skitouren, Reisen und Wanderungen postet. Vor kurzem hat sie sogar begonnen die Ausbildung für den Pilotenschein zu machen.

Stefan war vor gefühlten hundert Jahren einmal mit Lucia zusammen, aus der Beziehung ist eine langjährige Freundschaft entstanden. Sie trafen sich immer wieder einmal zum Frühstück, was aber in den vergangenen Monaten anscheinend unmöglich geworden war. Lucia verbrachte jede freie Minute in ihrem CrossFit-Studio.

»CrossFit, CrossFit, CrossFit«, beschwerte sich Stefan, »sie trainiert mindestens viermal in der Woche, manchmal auch öfter. Dann gibt es zusätzlich noch CrossFit-Meetings, CrossFit-Fortbildungen, CrossFit-Weihnachtsfeier, es nimmt kein Ende. Die Krönung war dieses Telefonat heute. Ein Monolog über das Training und ihre Essenspläne. Wie toll es nicht ist, ständig nur Huhn mit Gemüse zu essen. Abnehmen ist ihr einziger Lebensinhalt. Immer dieses Gequatsche von Kalorien und Sport, Sport und Kalorien. Sie ist nur mehr in der Halle und zählt ihre Übungen. Da vergeht's einem, sag ich dir, ich wollte laufen gehen, aber die Motivation war futsch.«

So was kann uns nicht passieren.

In Level 8 arbeiten wir uns ein Stück weiter vor auf unserem Weg, dem Körper noch mehr Bewegung zu gönnen. Dieser Weg verläuft bei jedem von uns anders. Bei den einen immer leicht bergauf und mit unerwarteten scharfen S-Kurven. Bei anderen schnurgerade, aber von mannshohen Schlaglöchern unterbrochen, über die sie drüber müssen. Die nächsten finden sich ständig auf Umwegen, die sie für Abkürzungen gehalten haben.

Wir haben auf Level 5 schon gelernt, dass wir diese Hindernisse mit einer inneren Leichtfüßigkeit nehmen, weil wir uns so bewegen, dass es uns Spaß macht. Das soll auch so bleiben. Wir heißen ja nicht Stefan und lassen uns nicht von übermotivierten Mitmenschen abschrecken. Was jetzt möglicherweise gleich im nächsten Absatz passieren hätte können:

Denn nun gönnen wir uns noch mehr von dem Statussymbol Zeit und bauen die wöchentliche Bewegungseinheit von einer halben Stunde auf mindestens zwei Stunden aus.

Puh, was? Zwei Stunden! Das ist länger als ein Spielfilm. Oy, nein, Gnade...

Nur mit der Ruhe. Bevor wir uns da in zwei Stunden Horror-Dauerlauf, akrobatischer Gymnastik oder in einem Sportbecken in nie enden wollenden Bahnen kraulen sehen, lehnen wir uns einmal zurück und atmen durch. Slow Slim ist kein Programm mit Zwang zum Workout, das haben wir schon auf Level 5 gelernt und das bleibt auch so. Dort knüpfen wir jetzt an. Wir machen mehr Bewegung, aber wir amüsieren uns dabei genauso wie bisher, indem wir uns daran erinnern, was uns als Kinder und Teenager den meisten Spaß gemacht hat.

Kann ja sein, dass manche in der Zwischenzeit schon Gefallen am Dauerlauf gefunden haben. Wenn ja, darf man das Amüsement auf zwei Stunden ausdehnen. Andere sind vielleicht noch nicht fündig geworden in der Wühlkiste der moderaten Bewegungsarten. Irgendwas, das wir auch über eine längere Übungszeit machen können und wollen. Wer noch ein paar Anregungen braucht, was sich als Sport light so alles anbietet, bitte sehr:

Spazieren gehen: Expeditionen in die Umgebung bieten sich am Stadtrand, in die Wälder oder auf die Wiesen an. Das geht mit Familie, Hund und Freunden, wir können auch ein Ball mitnehmen oder etwas zum Basteln sammeln. Dann fällt uns gar nicht auf, dass wir uns dabei hin und wieder sogar anstrengen.

Rad fahren: Allein oder im Pulk, auf insgesamt immerhin etwa zehntausend Kilometern Radwegen in Österreich. Kleinere Kinder oder ältere Hunde können wir im Anhänger mitnehmen. Man kann sich vorstellen, dass das Vergnügen dabei doch etwas größer ist, als zwei Stunden auf dem Heimtrainer in die Pedale zu treten.

Im Sommer können wir rudern, Tretboot fahren, schwimmen, Federball oder Frisbee spielen.

Wenn wir als Jugendliche immer mit dem Fahrrad ins Freibad gefahren sind, können wir das eine mit dem anderen verbinden.

Wassergymnastik: Das ist der Geheimtipp unter den Sportarten, für die man weder Talent noch lange Lernzeiten braucht. In einem Kurs können wir uns die Übungen anschauen, die sich in jedem Tümpel, der einem bis an die Brust geht, in jedem Pool oder Hallenbad veranstalten lassen. Der ungeheure Vorteil dabei ist, dass wir die Anstrengung dieses ausgesprochen effektiven Trainings nicht wirklich spüren. Das Wasser trägt uns. Versuchen wir dasselbe auf festem Boden hinzukriegen, keuchen wir nach fünf Minuten.

Im Winter können wir rodeln, eislaufen, Touren gehen, langlaufen, Bob fahren oder neue Gegenden oder Bezirke entdecken.

An trüben Tagen oder wenn wir einfach keine Lust haben, uns großartig aus dem Haus zu wagen, können wir uns selbst in der kleinsten Wohnung ordentlich austoben. Wir stellen uns ein paar Playlisten von Lieblingssongs zusammen und tanzen dazu. Wer es nicht so mit der digitalen Welt hat, kann auch einfach das Radio aufdrehen. Das macht ganz allein Spaß, weil uns die Musik mitreißt und erst recht mit einer Freundin oder der gesamten Mädelsrunde, bei der jede männliche Verstärkung willkommen ist.

Natürlich ist auch nichts gegen ein Fitnesscenter zu sagen, wenn uns das Freude macht. Das ist vermutlich kein Vergnügen aus der Kindheit, kann einem aber trotzdem taugen.

Vielleicht haben wir uns seit dem Level 5 selber überrascht und aus den 30 Minuten pro Woche längst schon mehr gemacht. Kann ja sein. Wir wollten eine Stunde eislaufen und sind dann den ganzen Nachmittag geblieben. Oder wir wollten uns nur ein bisschen die Beine vertreten und haben uns dann auf einer anständigen Runde wiedergefunden. Soll vorkommen.

Ich glaube prinzipiell, dass sich für die zweistündigen Intervalle alles anbietet, was im Freien stattfinden kann und auf irgendeine Weise mit einem Ortswechsel zu tun hat. So wie bei meinem Freund Robert:

»Mir geht es eigentlich gar nicht so um die Bewegung an sich oder darum, muskulös zu sein«, meinte Robert zu dem Thema, »es geht mir eher darum, dass ich in der Natur unterwegs bin und möglichst viel sehe. Wenn ich am Neusiedlersee entlang radle, sehe ich Enten, Graugänse, das Schilf und den See. Es ist einfach schön. Dass ich fitter werde, je häufiger ich meine Ausflüge mache, weil ich mir mit jedem Mal leichter tue, ist jetzt eher ein Nebeneffekt.«

Robert ist nicht auf irgendeine Sportart fixiert. »Ich bewege mich auf die Art, mit der ich am besten weiterkomme. Ich gehe auch gerne wandern. Aber ich zähle keine Kilometer und wäre auch nie im Leben auf die Idee gekommen, meinen Brustumfang oder meine Oberschenkel zu messen. Deshalb ist mein Energieniveau auch sehr unterschiedlich über das Jahr verteilt. Im Frühling und Sommer bin ich sehr viel unterwegs. Rad fahren, wandern, klettern, schwimmen und inlineskaten. Im Herbst werden meine Kreise kleiner. Im Winter unternehme ich wieder mehr, da gehe ich auf Skitouren, rodeln oder eislaufen. Man kann das vielleicht mit Wetterkurven vergleichen, die unterscheiden sich ja auch von Jahreszeit zu Jahreszeit.«

Natürlich hat Robert nicht immer die gleiche Kondition. Er muss sie immer wieder langsam aufbauen, damit sein Körper sich anpassen kann. Er macht das mit der Politik der kleinen Schritte. Jede Saison beginnt er mit kleinen Dingen. Anfangs geht er nur kurze Skitouren und steigert sich über den Winter. Im Frühling setzt er sich wieder aufs Rad, fährt zuerst nur zur Arbeit, später dann am Neusiedlersee entlang. Erst wenn er wieder fitter ist, radelt er an den Plattensee.

»Für mich sind diese Ausflüge ein bisschen so, als würde ich mir eine Ausstellung ansehen. Wenn ich in Wien in ein Museum gehe, schaue ich mir Bilder an oder Skulpturen. In der Natur sehe ich die Landschaft, Berggipfel, Wälder, Eidechsen, Vögel und Fische. Das ist wie Training und Sightseeing gleichzeitig. Ich denke überhaupt nicht daran, dass ich mich bewege, ich weiß nur, wo ich hin will und was ich mir anschauen möchte. Um dabei nicht schlapp zu machen, muss ich diese Ausflüge natürlich öfter machen, sonst werde ich wieder träge. Aber wenn ich regelmäßig unterwegs bin, bin ich irgendwie flexibler, habe Lust, am Weg in einen See hineinzuspringen oder schnell einen Hang hinunterzuklettern, um noch mehr zu sehen. Im Sommer wird meine Rückenmuskulatur stärker, weil ich mich in jede Lacke hineinwerfe und schwimme. Natürlich merke ich das an meinem Körper, aber das ist nur eine Begleiterscheinung.«

Ich kenne einige Männer, die sofort mit Roberts Begleiterscheinung tauschen würden. Bei jemandem mit so einer Statur kann man sich kaum vorstellen, dass ihm seine Muskulatur nicht wichtig ist. Er ist groß, muskulös gebaut, mit breiten Schultern und starken Armen und Beinen.

Im Gegensatz zu Lucia mit ihren CrossFit-Monologen hört man von Robert keine Trainingstipps, Übungsanleitungen oder Gewichtsvergleiche. Im Leben würde es ihm nicht einfallen, seinen Hals-, Brust-, Bauch-, Gesäß-, Oberschenkel-, Unterschenkel- oder Bizepsumfang zu messen oder gar zu posten wie die Fitnessstudio-Junkies. Er erzählt launig, was er unternommen, welche Landschaften, Tiere und Menschen er gesehen und wo er was gegessen hat.

Robert ist an den Wochenenden mindestens einen halben Tag oder ganzen Tag auf Tour, oft übernachtet er unterwegs. Das ist kein Muss auf Level 8, aber eine Inspiration. Unsere zwei Stunden pro Woche sind völlig ausreichend. Silke, eine Radio-Reporterin, die ich im Rahmen eines Interviews für das Buch Kopfsache schlank kennengelernt habe, macht das ganz gut vor.

Silke hat mir erzählt, dass sie wieder begonnen habe, Federball zu spielen. Ganze Nachmittage hat sie früher mit ihrer besten Freundin im Garten damit verbracht. Als sie vor kurzem einmal mit ihrer Tochter in einem Sportgeschäft war, hat sie ein Federball-Schlägerset gesehen und es spontan gekauft. Seither gehen Mutter und Tochter mit Begeisterung in den nächsten Park und spielen, meistens eine halbe Stunde bis Stunde. Sie gehen zu Fuß hin, setzen sich zwischendurch in die Sonne und rasten sich aus. Insgesamt sind sie da schnell einmal zwei Stunden unterwegs.

Silke hat mir auch erzählt, dass sie in den vergangenen Wochen eineinhalb Kilo abgenommen habe. Sie konnte sich nicht erklären wodurch, sie hatte an ihrer Ernährung nichts geändert.

Silkes Körper weiß genau, warum. Durch Phasen längerer Bewegung aktivieren wir unseren Kreislauf, erhöhen über eine längere Zeit hinweg unseren Umsatz und Kalorienverbrauch und senken die Stresshormone.

Wenn wir Bewegung machen, die wir gerne tun und gar nicht als Sport registrieren, haben wir danach auch nicht das Bedürfnis, uns dafür wie nach einem anstrengenden Training belohnen zu müssen. Wir plündern nicht die Bar mit den Früchte-Smoothies im Fitnessstudio und wir stürzen uns nicht aufs Telefon, um den Pizza-Service anzurufen.

Fast noch wichtiger als die Bewegung ist bei all dem die frische Luft. Selbst wenn es kalt ist, nebelig oder windig. Im Freien zählt die Zwei-Stunden-Session beinahe doppelt. Ich kenne einen Psychotherapeuten, der die Gespräche mit seinen Patienten, so oft es geht, nicht in seiner Ordination führt, sondern beim Spazierengehen. Er therapiert nicht im Vorbeigehen, aber sozusagen ambulant.

»Sofern nicht gerade ein Wolkenbruch niedergeht, bin ich mit meinen Patienten auch im Regen unterwegs«, sagt er. »Die alten griechischen Philosophen haben ihre Probleme auch im Gehen durchdacht und gelöst. Ich bemerke dabei auch an mir, dass Bewegung in die Gedanken kommt, wenn der Körper sich bewegt.«

Auch meine Kollegin Sandra ist ein Freiluft-Junkie Allerdings nimmt sie nicht die Beine in die Hand, bei ihr geht es auf vier Hufen dahin. Die Pferde sind eine späte Leidenschaft, Sandra hat erst als Erwachsene reiten gelernt. Sie suchte nach einem Sport, bei dem sie gleichzeitig auch viel Zeit in der Natur verbringen konnte. Islandpferde waren ihr am sympathischsten, weil die als relativ robust und sehr intelligent gelten. Sie sah sich einen Reiterhof an und es war so etwas wie Liebe auf den ersten Blick.

»Das ist eine Idylle dort, ich kann es kaum in Worte fassen,« erzählte sie mir, »überall Boxen mit Namensschildern, und da schauen diese hübschen Pferde heraus, und drum herum sind weiße Zäune und Wiesen. Wie in einem Pferdegestüt-Kitschfilm. Ich habe ganz langsam begonnen, mit den Tieren umzugehen. In aller Ruhe habe ich viel Zeit dort verbracht, weil ich mich so wohl gefühlt habe.«

Irgendwann war es soweit und sie konnte ausreiten. »Wir sind über Wiesen und Wälder galoppiert und durch Bäche wie die Cowboys. Am tollsten finde ich es fast im Winter, wenn wir in der schneebedeckten Landschaft dahintraben.«

Islandpferde sind sehr robust und bekommen im Winter ein viel dickeres Fell. Sie können sich also im Freien bewegen, ohne gleich zu hüsteln oder zu kränkeln. Diese Pferde halten so ziemlich alles aus. Deshalb hat Sandra sich für sie entschieden.

Das genaue Gegenteil ihrer vierbeinigen Freunde aus Island kennt sie von ihrem ehemaligen Kollegen, einem passionierten Dressurreiter. Auch er verbringt täglich zwei Stunden im Sattel. »Aber sein Pferd ist sehr nervös und überempfindlich«, sagte Sandra, »wenn es eine Fliege sieht, scheut es schon fast. Es ist das einfach nicht gewöhnt.«

Meine Idee für Level 8 geht von diesem Pferdevergleich aus: Wir Slow Slim-Spieler sind eher bodenständige, zähe und robuste Islandpferde als hochgezüchtete und empfindliche Dressur-Rösser. Wir verlassen unsere Turnierhallen und Dressurvierecke und ziehen kontinuierlich und beständig durch die Natur. Mit einem dicken, zotteligen Winterfell und vor Freude geblähten Nüstern.

MONAT 9
Level 9
Mehr Wellness für den Darm

Der Darm darf ein zweites Mal vier Stunden lang in den Spa und abends früher in den Feierabend.
Können wir tauschen?

Nur herein, wir sind auf Level 9. Wir spielen sozusagen in der oberen Liga und haben ganz schön viel erreicht.

Wir kennen unseren Körper mittlerweile in und auswendig. Wir wissen genau, was wir wann essen und womit daraufhin zu rechnen ist. Wir haben es schwarz auf weiß.

Werfen wir doch einmal einen Blick zurück, an den Anfang, in unsere ersten Essensprotokolle. Meine Freundin Andrea hat sich damals ein schönes rotes Büchlein zugelegt und sich angewöhnt, alles, was ihr gelungen ist, und alles, was daneben ging, mit Smileys zu kennzeichnen. Strahlende Smileys, lachende und lächelnde für die Siege, verzweifelte, grantige und traurige Gesichter für das Scheitern. Die Seiten des ersten der schönen roten Büchlein sind voll von vorsichtig optimistischen Smileys. Dann werden sie zusehends unrunder und dem einen oder anderen quillt auch eine Träne aus dem Punktauge.

Das ist ganz normal. Im ersten Level sind wir noch voller Elan und Zuversicht. Aber natürlich schleichen sich Tage ein, in denen nichts gelingt. Phasen von Mutlosigkeit folgen welchen der Inkonsequenz, auch das ist normal, die zwei sind praktisch Geschwister. Aber dann lachen einem wieder seitenweise gut aufgelegte Smileys entgegen.

Auf Level 2 zum Beispiel krümmen sich die Smileys vor Lachen. Es ist der Monat, in dem wir schlafen lernten, was Andrea sensationell über die Bühne brachte. Keine Frage, dass es geholfen hat, dass sie in dem Monat gerade zwei Wochen Urlaub hatte. Sie hatte sich die Schlafenszeiten notiert und auch die Kilos auf der Waage. Wau, da zogen sich die Mundwinkel der Smileys bis über die Augen.

Bei anderen wird womöglich gerade dieser Monat eine Katastrophe gewesen sein. Dafür haben sie auf Level 3 brilliert und Kalorien ersetzt, dass die Waage nur so gejubelt hat.

Die einen sind Meister darin, die beste Qualität auf ihren Tisch zu bringen. Manche haben auf Level 7 aus den wöchentlichen Freundesrunden fast so etwas wie einen Salon gemacht. Bei Lore zum Beispiel gibt es Wartelisten, die Leute stellen sich an für die gemeinsamen Kochsessions.

Für manche ist der mit der regelmäßigen Bewegung der Vorzeige-Level. Manche tun sich noch heute damit schwer und können dafür stundenlange Essenspausen super ertragen.

Was ich damit sagen will:

Wer absolute Vergleiche von Kalorienverbrauch, Kiloverlusten oder Laufkilometern vermisst, hat Slow Slim nicht ganz verinnerlicht. Slow Slim ist eine individuelle Methode. Es geht darum, das Gehirn umzuprogrammieren und neue Gewohnheiten über die alten zu speichern. Der Weg dorthin ist für jeden anders, vergleichbare Zahlen gibt es nicht. Geschweige denn Vorgaben.

Sie würden auch nichts nützen. Es wäre nur frustrierend, wenn wir auf Level 5 lesen, dass wir zwei oder fünf oder sieben Kilo abgenommen haben müssen und unsere Werte auf der Waage darunter liegen. Andersrum wäre es ein falscher Erfolg, wenn wir der Vorgabe ein paar Kilo voraus wären. Dann käme die Enttäuschung eben später.

Egal, wo wir uns also aktuell befinden, ob wir mehr abgenommen haben, als wir dachten, ob wir weniger losgeworden sind, als wir hofften: Es ist gut so. Das Abnehmen an sich ist nicht die Mission unserer Levels, es ist das Ergebnis. Irgendwann wird es einfach passiert sein:

Wir nehmen ab.

Aber nicht, weil wir weniger gegessen haben.

Sondern, weil alles, was wir üben, langsam greift.

Vielleicht ist es schon passiert. Möglicherweise passiert es jetzt, auf Level 9.

Unsere neue Mission ist es, eine zweite Essenspause einzulegen und damit dem Darm weiter Gutes zu tun. Wir haben deshalb zwei Aufträge:
- Wir schicken den Darm ein weiteres Mal in den Spa und führen pro Tag eine zweite mindestens vierstündige Wellnessphase ein.
- Wir achten auch auf die Nachtruhe unseres Darms.

In der Praxis bedeutet das:

Nach Abschluss von Level 9 sind wir so weit fortgeschritten, dass wir mit drei Mahlzeiten pro Tag auskommen.

Die Wahrscheinlichkeit, dass sich in diesem Monat auch etwas Erfreuliches auf der Waage tut, ist damit groß.

Darmpause Nummer 2

Was wir für diese Mission gar nicht brauchen können, ist Hunger zwischen den Mahlzeiten. Wir kennen das Prinzip von Level 6, wo wir uns mit der ersten Vier-Stunden-Pause für den Darm beschäftigt haben. Wie damals ist es auch jetzt wichtig, uns darauf zu konzentrieren, dass wir uns ausgeglichen und eiweißreich ernähren.

Auf Level 6 war es allerdings etwas einfacher. Wir konnten, wenn wir die erste Essenspause gut geschafft hatten, tagsüber noch etwas tricksen. Immerhin durften wir außerhalb der Darmpausen nach Belieben essen. Wenn wir hastig etwas zu Mittag hinuntergeschlungen haben, konnten wir uns noch am Nachmittag mit einem kleinen Sandwich oder Würstel aushelfen, falls wir die erste Essenspause schon am Vormittag hinter uns gebracht hatten.

Wir hatten quasi immer die Kühlschranktür vor Augen, die sich in absehbarer Zeit wieder öffnen würde. Sesam-öffne-dich, und wir würden nicht verhungern.

Jetzt, auf Level 9, ist die Kühlschranktür zwar immer noch da, aber das Passwort hat sich geändert. Sesam-öffne-dich funktioniert nicht mehr.

Um ehrlich zu sein: Es gibt überhaupt kein Passwort mehr. Der Eiskasten öffnet sich nur dreimal am Tag für die Hauptmahlzeiten. Dazwischen bleibt er einfach vier Stunden lang zu.

Ein paar von uns müssen das vermutlich einmal verdauen. Um dann zu entdecken: Wenn wir einmal vier Stunden am Tag ohne Essen überstehen konnten, können wir es ein zweites Mal auch. Wetten?

Bevor wir uns schrecken lassen und das Gefühl kriegen, irgendwie eingeschränkt zu werden, gibt es zur Begrüßung auf Level 9 etwas Glamour auf den Teller. Ein schmackhaftes Stück Italien oder Südfrankreich, je nachdem, was einem lieber ist.

Es ist eine Eiweiß-Bombe, die uns den Einstieg in Level 9 vorkommen lässt wie ein Kinderspiel: Miesmuscheln in Weißweinsauce

Hier ist das Rezept:

Miesmuschel in Weißweinsauce

Zutaten (Rezept für 4 Personen):

- 4 kg Miesmuscheln
- 1 Zwiebel
- 250 ml Weißwein
- Pfeffer
- 3 EL gehackte Petersilie
- 2 EL Olivenöl

Zuerst waschen wir die Miesmuscheln unter kaltem, fließendem Wasser gründlich und entfernen die Bärte.

Wir hacken die Zwiebel klein, erhitzen das Olivenöl in einem großen Topf und dünsten sie. Sie sollte auf keinen Fall Farbe annehmen.

Dann erhöhen wir die Hitze, gießen den Wein hinein und lassen ihn kurz aufkochen, damit der Alkohol verdampft. Wir geben die Muscheln dazu und schütteln den Topf kurz, damit sich Muscheln und Flüssigkeit gut verteilen.

Wir reduzieren die Hitze und lassen die Muscheln zugedeckt 5 – 8 Minuten dämpfen, dabei schütteln wir den Topf wieder öfters.
Wenn wir den Topf dann vom Ofen nehmen, sollten alle Muscheln geöffnet sein. Geschlossene Muscheln sortieren wir aus und werfen sie weg.
Wir pfeffern die Muscheln noch und bestreuen sie mit Petersilie.

Am Ende stellen wir eine Extra-Schüssel für die Muschelschalen auf den Tisch. Weißbrot ist lecker zum Austunken der Weißweinsauce. Trotzdem gehen wir sparsam damit um, damit wir uns nicht mit Blutzuckerschwankungen herumärgern müssen. Maximal ein kleines Stück, auch damit lässt sich genügend Weinsauce aufsaugen.

Der eigentliche Schmäh, wie man in Österreich sagt, der Trick, so wenig Mühe wie möglich mit den Essenspausen zu haben, ist simpel: Wir konzentrieren uns nicht zu sehr auf sie.

Jaaaa, wird jetzt vielleicht jemand sagen, das ist wie mit der Geschichte vom weißen Krokodil. Kaum sagt jemand: »Denken Sie nicht an ein weißes Krokodil«, denkt man an nichts anderes als ein weißes Krokodil.
Stimmt. Das kommt daher, dass unser Unterbewusstsein das Wort nicht so schlecht registriert.
Uns also vorzunehmen, während der Essenspausen nicht ans Essen zu denken, können wir vergessen. Das klappt niemals. Im Gegenteil. Wir werden nicht nur ans Essen, sondern

an eine unserer Lieblingsspeisen nach der anderen denken. Wir beginnen, die Minuten zu zählen, bis wir uns über sie hermachen dürfen.

Der Schmäh, dieser Trick, liegt vielmehr darin, dass wir nie an zwei Dinge gleichzeitig denken können.

Erinnern wir uns an die Diaprojektoren, die in den Siebziger und Achtziger Jahren populär waren. Für alle, die zu jung dafür sind, das waren kleine Kästchen, in denen Schlitten mit Dias eingeschoben wurden, die mit einem Klick auf einer Fernbedienung nacheinander auf Bildwände projiziert wurden.

Solche Diaprojektoren können wir jetzt für unsere Gedankengänge gut brauchen.

Ähnlich wie die alten Kästchen immer nur ein Bild an die Wand werfen konnten, können auch wir immer nur einen Gedanken gleichzeitig haben. Unser Gehirn kann nicht mehrere Dinge parallel denken. Es kann zwar zwischen unterschiedlichen Gedanken hin- und her springen, sie gleichzeitig zu denken, geht nicht.

Das heißt also:

Wenn wir eine Sache finden, die uns beschäftigt, die uns einnimmt, auf die wir uns voll und ganz konzentrieren können, dann ist einfach kein Raum für andere Gedanken, wie zum Beispiel ans Essen.

Mir fällt dazu eine Zugfahrt von Wien nach Vorarlberg ein, die ich vor ein paar Wochen mit meinen drei jüngeren Kindern unternommen habe.

Es war kurz nach Weihnachten und eine meiner Töchter hatte unter dem Christbaum eines dieser Malbücher gefunden, die eigentlich für Erwachsene gedacht sind, weil sie so fein auszumalen sind. Ähnlich wie Mandalas.

In diesem Buch ging es nur um Ozeane und Unterwasserwelten. Da gab es unzählige tropische Fische zum Anmalen, Wasserschildkröten, Haie, Kraken, seitenweise Krabben, Meerjungfrauen, Unterwasserstädte, geheimnisvolle Pflanzen, Schatztruhen, Seepferdchen und was sonst noch im Meer wohnt. Außerdem waren inmitten dieser Unterwasserwelten Diamanten, Kronen, Wunderlampen, Saphirringe, Perlenketten, Wahrsagekugeln, Goldmünzen, Flaschen mit Flaschenpost, Taschenuhren und Schwerter versteckt, die es zu finden galt.

Wir hatten in dem Zug einen Viererplatz mit einem Tisch in der Mitte reserviert. Kaum setzte sich der Zug in Bewegung, haben meine Kinder die Stifte und Spitzer ausgepackt und das Buch aufgeschlagen.

Zur Überraschung aller gab es da sogar ein fünfseitiges Riesen- Aufklappbild zum Anmalen, das den Tisch bedeckte. Auf die Art konnten alle malen.

Von Wien bis weit nach Linz, also fast zwei Stunden lang, verwandelte sich der Viererplatz in ein Atelier, in dem akribisch gemalt, gespitzt, und wieder gemalt wurde. Krabben bekamen ihre Farbe in Gemeinschaftsarbeit und es gab Zank, wer die Schildkrötenfüße und den Totenkopf anmalen durfte. Es wurde diskutiert, gemalt, verglichen, wieder gemalt.

Mein dreizehnjähriger Sohn hat sich ebenso beteiligt wie meine vier- und sechsjährigen Töchter. Selbst ich konnte nicht widerstehen und machte mich über einen Hai und ein paar Unterwasserranken her, es war einfach zu lustig.

Anmalen entspannt, sagt man, Malbücher für Erwachsene erleben derzeit einen absoluten Hype.

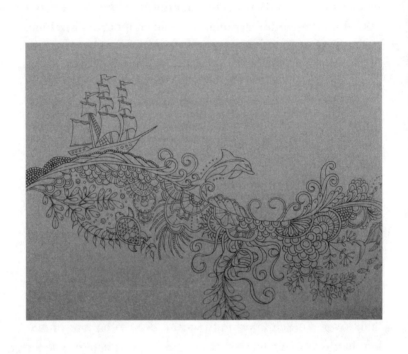

Ganz klar, denn auf das Malen konzentrieren wir uns zutiefst. Wir sind mit den Gedanken darin vertieft, es können gar keine aufkommen, die stören. Sorgen über berufliche, private oder finanzielle Probleme belasten einen nicht, weil sie einfach nicht präsent sind. Schon gar nicht plagt uns die Überlegung, was wir aus Langeweile als nächstes essen könnten.

Ich habe auch viele Patienten erlebt, die im Rahmen ihrer Therapien unterschiedlichste Möglichkeiten erlernt haben, sich von quälenden Gedanken abzulenken: stricken, handarbeiten, spazieren gehen, schnitzen, Dinge ordnen. Das Spektrum ist sehr vielfältig.

Aber immer geht es darum, etwas zu finden, in das wir hineinsinken, das uns fesselt. Wir suchen das Dia auf unserer Gedankenwand, das ein zweites ausschließt.

Wir suchen das Kind in uns, das stundenlang an einer Lego-Burg baute und das die Zeit vergaß, als es den schönsten Blumenstrauß der Welt auf einer Wiese zusammenstellte.

Der Glücksforscher und Nobelpreisträger Daniel Kahneman sagte, dass wir Glück in den Momenten erleben, in denen wir unsere ganze Aufmerksamkeit auf etwas Angenehmes richten. Allgemein erzeugt Erleben auch viel mehr Zufriedenheit als Haben.

Der Schmäh, dieser Trick, hat also einen doppelten Effekt. Wir können uns nicht nur von Gedanken an das Essen ablenken, wir bekommen durch das Erlebnis, durch das vollkommene Versinken in einen Moment, auch noch die Chance, glücklich zu sein.

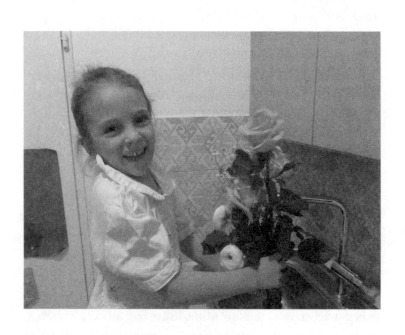

Ich habe eine Freundin namens Saskia, die sich jetzt in meine Gedanken drängt. »Mein großes Problem ist«, erzählte sie mir, »dass ich lange vor dem Essen schon nasche und ich kann mich auch während des Kochens nicht beherrschen. Ich koste ständig, probiere einmal dies, einmal das. Oft bin ich vor dem eigentlichen Essen schon satt und esse dann nur noch aus Verlegenheit oder weil das Kochen so viel Arbeit war. Ich mochte Kochen nie, ich hab das immer irgendwie langweilig gefunden.«

Einige Wochen nach unserem Gespräch stand die Weihnachtsfeier in ihrem Betrieb an. Saskia war vor einem Jahr in die Schweiz gezogen und hatte dort einen tollen Job in einer Werbeagentur.

Bei der Weihnachtsfeier war sie zum ersten Mal dabei und sie war etwas anders, als die Veranstaltungen, die sie zu diesem Anlass kannte. Am Telefon erzählte sie mir ganz euphorisch davon:

»Das war die beste Weihnachtsfeier, die ich je hatte! Nicht die übliche Geschichte, weißt du, man sitzt nicht da, isst, trinkt, muss sich womöglich noch eine Rede anhören und geht, wenn man nicht mehr kann, nach Hause. Nein, das war so organisiert, dass wir, die Mitarbeiter, gemeinsam mit zwei Haubenköchen selbst gekocht haben in der Restaurantküche von so einem Zürcher Edelschuppen. Alle fünfzehn Mitarbeiter der Abteilung haben gekocht und am Ende gemeinsam gegessen.«

Das Menü bestand natürlich aus Spezialitäten, die man alleine nicht so schnell auf die Reihe bekommen hätte:
- Gang: Pilzmousseline auf Traubensalat mit Nüssen
- Gang: Maccaroni fumicato

- Gang: Gebratener Loup de mer mit Räucherlachspalatschinken und Basmati-Reis
- Gefüllte Birne auf Champagnersabayone

Saskia hatte mir per WhatsApp auch lustige Fotos von diesem Koch-Event geschickt: fliegende Palatschinken; der Chef, der die Eier rührte; die Sekretärinnen, die den Fisch marinierten; und ein Gruppenfoto mit strahlenden, stolzen Gesichtern hinter einer Tafel wie aus einem Gourmet-Magazin.

Zum Naschen oder Essen war Saskia während der ganzen Kocherei nicht gekommen.

»Wahrscheinlich ist mir sonst einfach nur langweilig«, sagte sie nachdenklich. »Ich dachte immer, es liegt am Kochen. Dass Kochen mich zum Essen verleitet. Aber das stimmt nicht. Ich habe eine der leckersten Köstlichkeiten angerührt, eine Champagnersabayone, und es wäre mir im Traum nicht eingefallen, den Finger hineinzutauchen oder den Löffel abzuschlecken. Ich war viel zu konzentriert. Dann waren wir fertig und ich war so glücklich und stolz, das war unglaublich.«

Neurophysiologisch hat Saskia während des Kochens sozusagen mehrere Fliegen mit einer Klappe erschlagen:

Durch das gemeinsame Kochen hat sie einerseits Oxytocin gebildet, das uns schon lieb gewordene Kuschelhormon aus der Hirnanhangsdrüse, das durch soziale Kontakte jeder Art entsteht. Durch Oxytocin fühlte sie sich wohl, fühlte sich gemocht und in der Gruppe aufgenommen.

Außerdem produzierte sie bereits in der Vorbereitungsphase enorme Mengen Dopamin. Wie wir seit Level 7 wissen, entsteht das Glückshormon weit vor dem glücklichen

Moment. Dopamin ist das Vorfreude-Hormon, das bei Saskia bei dieser Kochfeier geradezu überlief.

Dass die Kocherei eigentlich anstrengend und fordernd war, hat sie durch die professionelle Hilfe der Haubenköche gar nicht bemerkt. Saskia war sozusagen im Flow, sie tat nichts anderes, als sich ausschließlich auf die Zubereitung zu konzentrieren. Naschen war kein Thema mehr.

Die letzten Abendmahle

Die längste Pause macht der Darm in der Nacht. Mittlerweile sind wir über die nächtliche Eiskasten-Plünderei längst hinweg, er hat also eine gewisse Ruhe in der Nacht, der Darm.

Die setzen wir jetzt einfach nur ein bisschen früher an.

Zwischen unserer letzten Mahlzeit des Tages und dem Schlafengehen sollten im Idealfall drei bis vier Stunden liegen. Zwei sollten es in jedem Fall sein.

Wir haben auf Level 2 begonnen, ausreichend zu schlafen. Regelmäßig so gegen 22:00, um den Erholungswert des Schlafes zu erhöhen. Ab jetzt versuchen wir, spätestens um 19:30 zu essen.

Wer sich jetzt denkt, meine Güte, so ein paar Pralinen oder Chips vor dem Schlafengehen, was ist da schon dabei, sollte sich einmal vorstellen, wie es dem Darm dabei geht. Der nämlich stöhnt, er ächzt und fragt sich, warum aus seinen Zellen damals, als sich die Bestandteile des Körpers herausbildeten, nicht ein Ellbogen hatte werden können oder ein Haar.

Mit den paar Pralinen oder Chips zwingen wir unseren Darm noch einmal zur Schwerarbeit. Sinnlose Überstunden, nachdem er seine unermüdliche Arbeit gegen Tagesende endlich etwas heruntergefahren hat, wie es eigentlich in seinem Kollektivvertrag steht.

Wir können das Ganze mit einem Restaurantbetrieb vergleichen.

Wir führen ein nettes kleines Lokal und es ist wenige Minuten vor Sperrstunde. Alle Tische sind sauber, die Sesseln verkehrt auf den Tischen, jemand wischt gerade den Boden. Die Kellner haben die Kassa abgerechnet, die Küche ist geputzt, die Küchenhilfe poliert die letzten Töpfe. Vor dem Restaurant steht der Koch. Schon umgezogen raucht er noch eine Zigarette, bevor er nach Hause geht.

Auf einmal grölt eine Gruppe von zehn hungrigen Mäulern herein, die es noch zu stopfen gilt. Das würde bedeuten, alles noch einmal von vorne zu beginnen. Sessel runter, Tische decken, Küche aktivieren, Öfen anwerfen, Personal zurückholen, zehn neue Speisen kochen, servieren, abräumen und so weiter. Dabei bekommt der Restaurantbesitzer dafür noch bezahlt.

Der Darm nicht. Im Gegenteil. Der Stress frisst wieder ein kleines Stückchen seiner Gesundheit.

Wenn wir schnell noch vor dem Schlafengehen etwas essen, sind wir für ihn nichts anders als die hungrige Meute, die zur Sperrstunde den ganzen Restaurantbetrieb aufwirbelt.

»In Italien und Frankreich wird auch immer sehr spät abends gegessen«, sagte eine Freundin einmal, als ich ihr bei einer nächtlichen Naschaktion in die Quere kam. Allerdings kann man ein geselliges Essen unter Italienern und die kulinarische Lebensart der Franzosen nicht mit einem Pralinen-Übergriff oder einem Chips-Anfall vergleichen.

Nichts spricht dagegen, dass wir abends einmal schön essen. Dass es nach einer Einladung bei Freunden später wird. Dass wir etwas zu feiern haben oder ganz einfach Lust, sich mit dem Partner etwas Zeit zu lassen. Bei Ausnahmen ist der Darm sofort dabei. Gelegentliche Schwerarbeit lässt er sich gern aufbrummen.

»Die Dosis macht das Gift«, hat schon Paracelsus gesagt. Ein schönes, verspätetes Dinner ist etwas anderes als eine nächtliche Fresserei direkt aus dem Kühlschrank. Wir merken es sofort. Leider immer kurz nachher.

MONAT 10
Level 10
Die Schatten beleuchten

Wo Licht ist, ist auch Schatten. Wenn wir wissen,
wo er ist, geht uns dort ein Licht auf.

Salute auf Level 10. Wir haben viele schöne, fröhliche und entspannte Levels hinter uns. Wir haben gut gegessen, Spaß gehabt und wieder erlernt, wie Kinder herumzutoben. Wir haben uns mehr Zeit für unsere Bedürfnisse genommen und sind uns immer mehr auf die Schliche gekommen. Jetzt ist es Zeit für den finstersten und düstersten Level des Slow Slim-Spiels.

Wenn wir Slow Slim mit Disneyland vergleichen, sind wir nun beim Geisterschloss angelangt.

Denn im Level 10 geht es um die Schatten, um die dunklen Anteile in unserem Leben. Die Schatten um uns und die Schatten in uns.

Es geht hier um die schwarzen Gedanken und Gestalten, die uns am Abnehmen und an einer Veränderung unseres Lebens hindern wollen.

Die Schatten in uns

Von nun an geht's bergab. Als erstes steigen wir in diesem Level nämlich hinunter in die Tiefen unseres Unterbewusstseins und tauchen in die dunklen Gefilde der Vergangenheit ein.

So eine Tour unternimmt man nicht mit einem Kopfsprung, da braucht es ein bisschen Vorbereitung. Wir sind auf dem vorvorletzten Level einer gewaltigen Veränderung in unserem Leben. Nichts fürchtet der Mensch mehr als Veränderungen. Sie sind das Unbekannte. Häufig halten wir an dem, was uns eigentlich unerträglich ist, fest, nur weil wir es im Gegensatz zum Neuen kennen.

Dass uns unsere Veränderung über all die Monate hinweg nicht jeden Tag schon beim Aufstehen schreckt, liegt an dem Slow von Slim. An der Langsamkeit, mit der wir das Spiel betreiben, die Übungen wiederholen und sie in uns festigen.

Denken wir uns einmal durch, warum unser Gehirn so funktioniert, wie es funktioniert:

Wenn wir uns ändern wollen, ist das eine Sache. Unser Gehirn will nämlich das Gegenteil. Es will, dass alles so bleibt, wie es ist. Da können wir noch so sehr glauben, dass wir uns die Veränderung wünschen. Das Gehirn kann recht stur sein.

Die Erklärung dafür liefern uns die Neurobiologie und die Arbeitsweise des Gehirns.

Das Gehirn will prinzipiell gut wirtschaften, es will mit seiner Energie gut haushalten. Es geht ihm vor allem um Ressourcenschonung. Das Gehirn versucht allgemein immerfort, die Beziehung seiner Nervenzellen so zu organisieren, dass es so wenige Ressourcen wie möglich aufwenden muss. Denn der Energieverbrauch des Gehirns ist gewaltig.

Etwa 20 Prozent der vom Körper bereitgestellten Energie nutzt das Hirn allein beim Liegen und Nichtstun. Wenn wir nun aber in unserem Leben etwas verändern wollen, beschert das dem Gehirn ungewohnte Arbeit, die dann noch zusätzliche Energie benötigt.

Der Neurobiologe Professor Gerald Hüther von der Universität Göttingen bezeichnet diese Energie als Aktivierungsenergie. Der Begriff kommt aus der Chemie. Einfach ausgedrückt beschreibt er die Energie, die benötigt wird, um eine Reaktion in Gang zu setzen.

Diese Aktivierungsenergie will sich das Hirn wenn irgend möglich sparen. Deswegen hat es auf unseren Wunsch nach Neuem immer wieder dieselbe Antwort: Ach geh, lass uns lieber weitermachen wie bisher, das Leben ist zwar gerade nicht sehr komfortabel, aber wer weiß, was nachkommt.

Unserem Bewusstsein widerstrebt also nicht nur alles, was es nicht kennt, oft will es sich auch nicht mit dem Unbewussten auseinandersetzen, das ist einfach zu viel Arbeit.

Schon primitive Völker hatten eine abergläubische Furcht vor allem Neuen, genauso wie Tiere. Irgendwie ist auf dem Gebiet im Laufe der langen Zeit nicht viel weitergegangen. Auch in zivilisierteren Kulturen errichten wir immer noch psychische Barrieren, um uns vor dem Unbekannten zu schützen. Wir mobben uns quasi selbst. Auch wenn die Veränderung für uns viel besser wäre.

Polemisch vereinfacht ist das nicht stumpfe Angst, sondern Sabotage aus Faulheit. Die Selbstsabotage auszuschalten ist bei dem, wie einem das Gehirn die Mithilfe verweigert, eine unglaubliche Leistung, und trotzdem gelingt sie.

Ich begegne immer wieder Menschen, die es nicht nur schaffen, sich von der Alkohol- oder Drogenabhängigkeit zu befreien, sondern auch, sich ein komplett neues Leben aufzubauen. Vor kurzem hatte ich wieder einen Patienten, der von Jugend an drogenabhängig war. Mehrfach war er in die Kriminalität abgeglitten und hatte zwischendurch auf der Straße gelebt.

Nach mehreren Therapien und einer Langzeitbehandlung war er stabil. Er hatte seine Substitutionsmedikamente abgesetzt und es im weiteren Verlauf sogar geschafft, eine Wohnung und einen Job zu finden. Keins von beiden hatte er je zuvor in seinem Leben für längere Zeit halten können.

Trotzdem konnte sich der Mann über diese Erfolge nicht wirklich freuen. Wiederholt hatte er große Schwierigkeiten, sich in seinem neuen Leben überhaupt wohl zu fühlen. Unlogisch von außen betrachtet, es ging ihm ja wesentlich besser als früher.

Ganz klar, vom Standpunkt des Gehirns aus. Die Veränderung ist, als müsste es zu seinem bisher eh schon anstrengenden Job als Supermanager gleichzeitig noch auf dem Bau arbeiten, um ein ganzes Leben zu renovieren. Die Aktivierungsenergie, die es für alle neuen Alltagsaktivitäten, die sich daraus ergeben, braucht, ist so massiv, dass dem Hirn das vertraute, alte Leben lieber wäre. Da müsste es weniger arbeiten.

Für meinen Patienten ist es eine ganz schöne Zusatzaufgabe, sich auch noch mit der fehlenden Motivation seines Gehirns herumzuschlagen. In einer Situation, die er sich wahrscheinlich nicht so schnell erträumt hätte, ist er nun unsicher. Statt den ganzen Tag juhu zu schreien, fühlt er sich unwohl in seinem neuen Leben. Irgendwie ist ihm alles unheimlich. Obwohl er es nicht zugeben will, sehnt er vielleicht sogar manchmal das alte, vertraute Leben herbei.

Die gute Nachricht ist, dass dieser Zustand auch nicht ewig so bleibt, sondern nur so lange, bis das neue Leben nicht mehr so neu ist. Bis wir mit ihm vertraut sind. Bis dahin gilt es, durchzuhalten, und das kann manchmal sehr, sehr schwer sein.

Diese Marotte des Gehirns müssen wir auch beim Abnehmen bedenken. So absurd es klingt, aber unser Gehirn ist da nicht immer unserer Meinung.

So sehr wir uns über das reduzierte Gewicht freuen und den nächsten Sommer endlich einmal so aussehen werden, wie wir aussehen wollen: Dem Gehirn ist das womöglich gar nicht recht. Gewisse Anteile dort hätten lieber, dass alles beim Alten wäre, dann müssten sie sich nicht ständig mit neuen Situationen, neuen Nahrungsmitteln und neuen Menschen auseinandersetzen.

Für uns heißt das:

Selbst wenn wir aktuell mehr denn je glauben, dass alle unsere Probleme gelöst sein werden, wenn wir endlich abgenommen haben, kann die Wirklichkeit ganz anders ausschauen. In Wahrheit wird nämlich ein Haufen neuer Probleme aufpoppen.

Damit können wir uns nicht früh genug konfrontieren.

Dem Gehirn ist das neue Leben noch nicht wirklich vertraut. Trotz aller Übung. Unsere neue Essensweise und die Veränderung unseres gesamten Lebensstils brauchen täglich sehr viel Kraft. Mit der Aktivierungsenergie, die dafür nötig ist, könnten wir ein ganzes Bundesland versorgen, zumindest kommt es dem Sparmeister Gehirn so vor. Dass es diese Energie nicht herausrücken möchte, schlägt sich uns dann auf den Magen. Der ist zwar jetzt leerer als früher, ein Gefühl, nach dem wir uns oft genug gesehnt haben. Doch fühlen wir uns ohne unsere überflüssigen Kilos vielleicht gar nicht so wohl, wie wir immer geglaubt haben.

Die Folgen braucht kein Mensch:

Wir fühlen uns unsicher.

Wir bekommen Schuldgefühle.

Wir sind in Gefahr, diese Unruhe und Ängste wieder durch unser vertrautes Trostpflaster zu beseitigen: durch Essen.

Aber was für den Drogen-Patienten gilt, gilt auch für unser Gehirn. Es braucht einfach Zeit, sich an unser neues Leben zu gewöhnen und die geben wir ihm.
Deshalb sind die ersten Fragen, die wir uns auf Level 10 stellen:

Warum wollen wir eigentlich abnehmen?

Was, glauben wir, ändert sich, wenn wir abgenommen haben?

Welche Vorteile haben wir davon?

Welche Nachteile? Können wir damit leben?

Halten wir es aus, dass sich manche Menschen vielleicht von uns zurückziehen werden?

Warum sollten sie?, wird sich jetzt sicher wer fragen. Zum Beispiel aus Neid. Oder weil wir nicht mehr mit der alten Begeisterung um vier Uhr früh bei einem Würstelstand einfallen. Weil wir um zehn schlafen gehen und in den Augen anderer fad geworden sind. Weil der Mensch auf jemanden, dem was gelungen ist, was er selbst nicht schafft, grantig reagiert. Weil. Weil. Weil. Wir wissen nie, in welche wunden Punkte wir stechen.

Zu viel zu essen, eine falsche Einstellung zum Essen zu haben, oder Essen nicht als Genussmittel zu sehen, kann seine Ursachen schon in der Kindheit haben. Darüber könnte man ein eigenes Buch schreiben. Aber ein paar Beispiele möchte ich doch anführen, die uns ein bisschen zum Nachdenken anregen sollen, wie es eigentlich dazu kam, dass mehr aus uns wurde, als wir auf die Waage bringen wollten.

Ich hatte einmal in einem Haus, in dem ich wohnte, eine Nachbarin, die seit vielen Jahren schon stark übergewichtig war. Wir kannten uns gut und tranken öfter Kaffee miteinander. Dabei hat mir Manuela einmal erzählt, dass sie als Kind lange sehr zierlich und dünn gewesen war. Sie war beim Essen sehr wählerisch gewesen, mochte eher kein Fleisch, sondern am liebsten die Gemüsebeilagen. Außerdem hatte sie fast nie aufgegessen, weil es ihr einfach immer zu viel war.

Dann kam Manuela in eine Klosterschule und es begann eine sehr schlimme Zeit für sie. Es war eine Ganztagsschule, sie musste bis zum späten Nachmittag bleiben und sie aß dort auch zu Mittag.

Selbst so lange Zeit danach wirkte Manuela geknickt und traurig, als sie davon erzählte. Die Nonnen hatten sie furchtbar behandelt und gezwungen, so lange im Speisesaal sitzen zu bleiben, bis sie aufgegessen hatte. Das hat sich oft über Stunden gezogen. Manchmal musste sie bis am späten Nachmittag dort sitzen und unter Qualen ihr Essen hinunterwürgen, obwohl sie mehr als satt und ihr schon übel war.

Über die Jahre hinweg verlor sie jede normale Einstellung zum Essen. Seit der Klosterschule konnte sie Essen nie mehr richtig genießen. Es hatte nur mehr eine Funktion. Meistens die, sich durch zu viel Essen regelrecht zu betäuben, sich nicht mehr zu spüren, ihre Gefühle nicht mehr wahrzunehmen. Sie hatte sich einen regelrechten Panzer aus Fettschichten zugelegt, um nicht mehr verletzt zu werden, so wie damals von den bösartigen Nonnen in der Klosterschule.

Erstaunlich wie anders man Manuelas Übergewicht sieht, wenn man die Geschichte dahinter weiß. Genauso wie bei Natascha.

Nataschas Eltern hatten sich getrennt, als sie acht Jahre alt war. Ihr Vater war nach der Scheidung ins Ausland gegangen und für viele Jahre aus ihrem Leben verschwunden. Ihre Mutter war daraufhin ständig am Arbeiten und Natascha oft alleine daheim. Sie begann, sich mit Fernsehen und Süßigkeiten zu trösten. Innerhalb kurzer Zeit fielen ihre Schulleistungen rapide ab, dafür legte sie enorm an Kilos zu.

Natascha war über viele Jahre übergewichtig, bis sie mit drastischen Diäten und exzessiven Sportprogrammen anfing. Kurz vor ihrer Abschlussklasse hatte sie innerhalb weniger Monate fast zwanzig Kilo verloren und war komplett abgemagert.

Ihre Umgebung hatte ihre rapide Gewichtsabnahme lange honoriert und sie ebenso lange darin bestätigt. Auf einmal bekam Natascha sehr viel Aufmerksamkeit. Sie genoss es und aß noch weniger.

Sehr spät bemerkte man, dass Natascha längst eine Magersucht entwickelt hatte.

Nach vielen Therapien konnte sie diese Magersucht überwinden. Aber ihre Einstellung zum Essen war weiterhin problematisch. Für sie war es entweder weiterhin ein Mittel zur Betäubung der Gefühle oder etwas, das ihrem Glück und ihrer guten Figur im Wege stand. Richtig genießen konnte sie es nie.

Hedonistischen Naturen ist es völlig unverständlich, wie so ein Genuss nicht zu genießen ist. Sehr selten kommt so etwas allerdings nicht vor. Nur die Gründe sind unterschiedlich.

Sonjas Vater war in der Kleinstadt, wo sie wohnten, ein sehr angesehener Internist. Innerhalb der Familie war der Arzt, der seinen Patienten gegenüber sehr zugänglich war, allerdings sehr streng. So durfte zum Beispiel während des Essens nicht gesprochen werden. Außer man wurde extra angesprochen. Sonja und ihre beiden Brüder durften nur Fragen beantworten.

Allerdings war es total egal, was sie sagten. Sie wurden auf jeden Fall kritisiert. Vor allem passte dem Vater auch nicht, wie sie aßen, wie sie das Besteck hielten und wenn sie nicht aufaßen. Sonja war jedes Mal froh, wenn das Essen vorbei war.

Das führt uns zu den nächsten Fragen auf Level 10:

Gab es in unserer Kindheit Menschen oder Situationen, die unser Essverhalten beeinflusst haben? Wer waren denn unsere Nonnen?

Welche Bedeutung hatte Essen in unserer Kindheit?

Wie empfanden wir die familiären Mahlzeiten, als wir klein waren?

Fühlten wir uns dabei wohl, gemocht, geliebt?

Fühlten wir uns beobachtet und kritisiert?

Gibt es Mahlzeiten aus der Kindheit, die wir besonders gerne mögen?

Erinnern sie uns an schöne Situationen? An welche?

Umgekehrt: Gibt es Mahlzeiten aus der Kindheit, die wir hassen? Warum?

Was assoziieren wir damit?

Mit den Antworten auf diese Fragen kommen wir dem näher, worauf ich auf diesem Level hinaus will:

All diese Situationen, Gegebenheiten und Begegnungen mit Menschen sind immer noch in unserem Gehirn gespeichert. Sie sind uns nicht ständig bewusst, aber sie sind nach wie vor da. Sie hören nicht auf zu existieren. Sie sind im Unterbewussten abgespeichert und sie können unser Denken in vielfältiger Weise beeinflussen.

Was wir tun können, ist, uns damit auseinanderzusetzen, uns damit zu konfrontieren, darüber zu sprechen. Uns zu überlegen, was wir brauchen, um damit umgehen zu können, und falls wir das Gefühl haben, es alleine nicht zu schaffen, uns professionelle Hilfe durch einen Psychotherapeuten zu suchen.

Die Schatten um uns

Als hätten wir mit den Schatten in uns nicht schon genug zu tun, müssen wir uns mit den Schatten um uns herum auseinandersetzen. Zum Beispiel den Menschen, die Nachteile aus unserer Gewichtsreduktion ziehen.

Wir leben nicht auf einer einsamen Insel. Was wir tun, betrifft auch immer andere. In Wirklichkeit sind wir kleine Zahnrädchen in einem großen Räderwerk, umgeben von vielen anderen Zahnrädchen. Alle hängen mit uns zusammen, eins greift ins andere ein.

Wenn wir uns ändern, funktionieren wir nicht mehr so wie bisher, unser Zahnrädchen dreht sich plötzlich anders. Daran sind alle anderen Zahnräder mitbeteiligt und haben eventuelle Nachteile davon. Da ist es ganz natürlich, dass Menschen gegen Veränderungen im Räderwerk sind.

Der Klassiker: Der Partner, der sich langweilt. Ihm ist auf einmal fad, wenn wir unterwegs sind, spazieren gehen oder Sport machen. Er selbst macht nicht mit, dafür lästert er umso mehr.

Der Angsthase: Der Partner, der unsere Essensveränderungen im Vorhinein schon schlecht macht, weil er sich fürchtet, nur mehr grünen Salat zu essen zu bekommen.

Der Neider: Der ebenfalls übergewichtige, eifersüchtige Partner, der neidisch auf unseren Erfolg ist, den er auch gerne hätte, sich aber nicht aufraffen will.

Die Verhärmte: Die eifersüchtige Freundin, die bisher bei allen Abnehmplänen gescheitert ist. Sie bekommt durch unseren Erfolg einen Spiegel vorgehalten und fühlt sich unter Druck gesetzt.

Meine Freundin Karin zum Beispiel ist mit Harry, einem Amerikaner, der stattliche 110 Kilo auf die Waage bringt, verheiratet. Er verdrückt Portionen, von denen sich die ganze Familie ernähren könnte. Alle bisherigen Diätversuche seiner Frau sind schon im Ansatz gescheitert.

Weihnachten war immer ein besonderes Drama. Sie machte den Truthahn, wie er es gerne wollte, gefüllt mit Gemüse, Maroni und Nüssen. Das war Harry allerdings nicht fettig genug, es musste eine ganze Packung Butter hinein. Dasselbe war es mit der Sauce. Das vom Truthahn getropfte Fett reicherte Harry mit einer Packung Butter und Crème fraîche an. Von seinen geliebten Pumpkinpies musste sie sechs bis sieben backen.

Das wäre noch nicht so schlimm gewesen, wenn es nur einmal im Jahr gewesen wäre. Aber neben Harry war das ganze Jahr Weihnachten. Keine Mahlzeit konnte ihm zu fett oder zu süß sein.

Karin machte immer frischen Obstsalat, übergossen mit dem Saft einer Orange und ohne Zucker. Ihr Mann verfeinerte das Ganze mit einer Dose Ananas, die vor Zucker nur so strotzte, und zuckerte auch das Schlagobers nach.

Eine frische Broccolicremesuppe musste eine ganze Packung Crème fraîche enthalten und sein Steak brachte er nicht hinunter, wenn darüber nicht mindestens 200 Gramm Gorgonzola geschmolzen waren.

Salate mussten in Balsamico-Essig und Olivenöl schwimmen. Eine Flasche Olivenöl reichte gerade einmal für drei, vier Tage. Man kann sich den Rest vorstellen.

»Ich weiß wirklich nicht, was ich machen soll«, hörte ich Karin oft am Telefon klagen. »Ich halte das einfach nicht mehr aus, wie er immer essen will, ich weiß mir nicht mehr zu helfen.«

Natürlich wird Karin Harry nicht verändern können. Niemand von uns kann einen anderen Menschen verändern. Wohl aber unser Verhalten diesem Menschen gegenüber.

Das müssen wir einfach so akzeptieren.

Die Mission ist also: Toleranz

In diesem Level versuchen wir sensibler zu werden gegenüber unserer Umgebung.

Wir achten auf freundliche oder abwertende Kommentare.

Wir finden heraus, wie wir uns nach Kontakten zu bestimmten Menschen fühlen.

Wer motiviert uns?

Wer hemmt uns?

Wer ist ein abstoßendes Beispiel für uns?

Wer gibt uns ungefragt Tipps?

Wer prahlt mit seinen Erfolgen und versucht uns ungefragt zu beraten?

Wir versuchen, uns nicht mehr mit belastenden Situationen oder Menschen zu konfrontieren.

Wir verlassen Situationen sofort, in denen wir uns unwohl fühlen.

Wir müssen uns vor niemandem rechtfertigen.

Karin kann Harry nicht ändern. Aber Karin liebt Harry und wird ihn wegen Crème fraîche oder gezuckertem Schlagobers nicht verlassen. Sie gibt auch nicht auf, Harry von schmackhaften, leichteren Alternativen überzeugen zu wollen.

Sie hat sich etwas einfallen lassen.

Schritt für Schritt hat sie sich angewöhnt, sich Essen auf die Seite zu schaffen, bevor Harry es verfeinern konnte. Oder sie hat nur einen Teil des Menüs gegessen. Ihr bester Coup: Ups, jetzt habe ich glatt die Crème fraîche vergessen. Oder die Butter. Sorry, Schatz.

MONAT 11
Level 11
Heim-Arbeit

In uns fühlen wir uns schon einigermaßen wohl.
Jetzt räumen wir um uns herum auf.

Gratulation, wir sind auf Level 11, und damit auf der vorletzten Etappe.

Zehn Monate Slow Slim. Unter allen Menschen, mit denen ich übers Abnehmen und ihren Schwierigkeiten damit gesprochen habe, ist mir niemand untergekommen, der eine seiner Diäten so lange durchgehalten hat. Einerseits ist das logisch, weil Slow Slim gar keine Diät ist. Andererseits ist es ein Grund, sich auf die Schulter klopfen zu lassen.

Was wir in den vergangenen Monaten geschafft haben, ist also einzigartig.

Wir setzen uns jeden Tag mit unserer Ernährung auseinander, versuchen für uns das Beste an Zutaten zu finden und so zu essen, dass wir mit drei Mahlzeiten täglich auskommen.

Wir finden immer mehr neue Aktivitäten, die uns Spaß machen und die uns vom Sofa locken.

Wir bauen immer wieder Zeitinseln, auf die wir uns mit Familie oder Freunden zurückziehen.

Wir haben Rituale entwickelt, uns zu pflegen und zu verwöhnen, und fühlen uns immer wohler in unserer Haut.

Auch auf Level 11 geht es darum, uns auch außerhalb unserer Haut noch wohler zu fühlen. Deshalb knöpfen wir uns jetzt unser Zuhause vor.

Was uns in dem Zusammenhang als erstes einfällt, sind die Briten, für die ihr Heim ihre Burg ist. My home is my castle. Die britische Weisheit stammt von dem englischen Juristen Sir Edward Coke, und zwar aus einem Gesetzestext, den er verfasste. Er schrieb, dass es einem Hausherrn sehr wohl gestattet sein müsse, sich gegen Diebe, Räuber und Angreifer zur Wehr zu setzen und seinen Besitz notfalls auch mit Waffengewalt zu verteidigen.

Nicht ganz das, was wir heute mit dem Spruch verbinden.

Wenn wir ihn verwenden, dann nicht mehr, um Besitz zu verteidigen, sondern um unseren Wunsch nach Gemütlichkeit und Behaglichkeit auszudrücken.

Diesen Wunsch auch zu erfüllen, können offenbar die Dänen am besten, die Glücksnation Nummer eins, wenn wir uns an Level 7 erinnern. 71 Prozent von ihnen geben nämlich an, dass sie ihr Glücksgefühl nicht unterwegs oder auf irgendwelchen exotischen Reisen verspüren, sondern bei sich zuhause.

Laut dem Glücksforscher Meik Wiking vom Happiness Research Institute in Kopenhagen spielt sich der Großteil des sozialen Lebens der Dänen in ihren vier Wänden ab. Das ist tatsächlich einzigartig im Vergleich zu anderen Kulturen in anderen Ländern, wo die Menschen lieber ihre Freizeit in Bars, Restaurants und Cafés verbringen. Die Dänen ziehen ein gemütliches Zuhause vor.

Mission 1 nenne ich daher:

die »dänische Attacke« auf unsere vier Wände

Um sich vom Zuhause anderer etwas abzuschauen, müssen wir zuerst einmal drinnen sein. Nehmen wir also einmal an, dass jemand, der glücklich ist, auch gastfreundlich sein wird, und laden uns in ein paar dänische Unterkünfte ein. Was wir dort sehen, lädt wiederum uns zum Nachmachen ein.

Typisch für die Wohnungen und Häuser in Dänemark sind ganz klassische Elemente. Kein glückversprechender Firlefanz, sondern Dinge von denen auch uns bekannt ist, dass sie uns gut tun. Was wir von unserem Streifzug durch die dänische Wohnlandschaft erwarten dürfen, ist keine innenarchitektonische Revolution.

Was wir von dort mitnehmen wollen, sind Eindrücke. Wir wollen uns so viel wie möglich abschauen, um es in unseren Wohnraum zu integrieren.

Licht
Schon aufgrund der dunklen, kalten Winter und der kurzen Sommer spielt in Dänemark die Beleuchtung eine sehr große Rolle. Da ist es vermutlich gar nicht zu vermeiden, zum leuchtenden Vorbild zu werden.

Das Yin und Yang von Hell und Dunkel ist eine Kunst. Der dänische Designer Poul Henningsen hat gesagt, es koste nicht viel, einen Raum korrekt zu beleuchten, es koste nur Kultur.

Es gibt ein paar Basics, mit denen wir daheim von genug ordinärer Helligkeit auf eine Beleuchtung umschalten kön-

nen, die für uns nicht nur angenehm, sondern auch gesünder ist:
Wir achten auf eine schöne, ausreichende Beleuchtung.

Wir versuchen, in einem Raum mehrere unterschiedliche Lampen zu haben als nur eine große.

Wir schauen drauf, dass das Licht so wenig Kelvin wie möglich hat. Kaltes Licht hat sehr hohe Kelvinwerte.

Wir bevorzugen warmes Licht, es hat niedrigere Kelvinwerte.

Am wenigsten Kelvin haben Kerzenlicht und Feuer.

Kerzen
Kerzenlicht wirkt entspannend, kann den Schlaf verbessern und wird auch oft im Rahmen von Meditationen verwendet.

In Dänemark fallen pro Jahr und Einwohner ungefähr sechs Kilo Kerzenwachs an, mehr schafft kein anderes Volk innerhalb von Europa. Österreich liegt an zweiter Stelle, mit etwas mehr als der Hälfte, 3,16 Kilo Kerzenwachs pro Einwohner im Jahr.

Den dänischen Kerzenverbrauch erreicht man sicher nicht ausschließlich mit romantischen Abenden. Offenbar gönnen sich die Dänen ihre Candlelight-Dinners auch allein oder mit der Freundin oder mit den Kindern. Sie liegen wahrscheinlich auch nicht länger im Schaumbad als andere und lesen werden sie auch eher bei elektrischem Licht. Kerzenlicht dürfte in Dänemark also ein gängiges Beleuchtungselement sein.

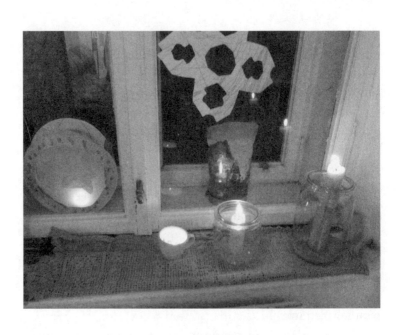

Welche Anlässe außer Adventsonntagen uns auch immer einfallen, um die kleinen Flammen um uns tanzen zu lassen: Der Sinn der Sache ist nicht, uns daheim wie in einer Aufbahrungshalle zu fühlen. Allerdings stimmt hier auch das so oft bemühte Weniger-ist-mehr nicht. Es kommt nicht auf die Menge der Kerzen an, sondern auf den Geschmack und auf die Qualität.

Ich würde von allen künstlichen Aromen abraten und nur normale unparfümierte Kerzen, Teelichter oder Honigkerzen verwenden.

Honigkerzen sind mein persönlicher Favorit, ich bin sozusagen süchtig nach ihnen. Honigkerzen finden sich bei mir am Adventkranz, am Christbaum, in Kerzenständern und in Rex-Gläsern am Fenster. Ich stehe auch ganz besonders auf diese Bastelsets, mit denen Kinder oder Erwachsene wie ich mit Honigplatten und Docht selbst Kerzen unterschiedlicher Formen rollen können.

Eine gemütliche Ecke
Jede Wohnung braucht ein gemütliches Eck, in das wir uns vor dem Stress und Ärger der Außenwelt zurückziehen können, ähnlich wie ein Tier, das sich in seine Höhle verkriecht. Einen Ort, an dem wir uns so richtig entspannen können.

Das kann ein gemütliches Sofa sein.

Ein Ohrensessel mit einem Beistelltischchen für einen Tee oder Bücher.

Eine Nische am Fenster.

Ein Eckchen in der Küche.

Ein eigener Bereich im Wohnzimmer, und wenn auch nur mit Stoff abgetrennt.

Ein eigenes Zimmer wäre schon zu viel. Das Bett, blättern wir zurück zu Level 2, taugt nicht, weil es zum Schlafen da ist. Es geht tatsächlich um ein Eck.

Evolutionär gesehen, ist es ganz natürlich, dass wir uns in einem kleinen Eck wohl fühlen. In Ecken konnten wir uns schon in der Steinzeit gut vor Feinden verstecken. Es war damals lebensnotwendig, selbst gut geschützt zu sein und gleichzeitig die Umgebung überblicken zu können.

Deshalb fühlen wir uns auch heute noch in kuscheligen Ecken so wohl und entspannt. Wir haben Kontrolle über die Situation und fühlen uns dadurch sicher.

Bücher
Bücher sind Freunde, sagt man. In jedem Fall sind sie eine wohltuende Gesellschaft. Sie verbreiten Ruhe, Entspannung und entführen uns dennoch in immer neue Geschichten und fremde Welten. Sie zeigen uns ständig neue Seiten und bleiben trotzdem an Ort und Stelle. Das macht sie zu verlässlichen Mitbewohnern.

Wir müssen daheim keine Bibliothek aufmachen, Bücher kann man fast überall abstellen. Ein großes Bücherregal lädt jedenfalls dazu ein, mit einem Buch und einer Tasse Tee oder Kaffee so richtig gemütlich die Zeit zu vergessen.

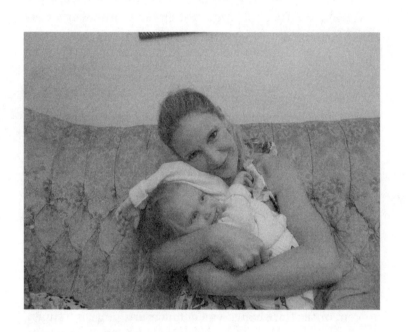

Dinge aus Holz

Unsere Burg muss nicht aus Holz gebaut sein. Aber ohne Holz kommt man selten aus. Es passt auch wirklich überall hin, im funktionellsten Betonklotz fügt es sich ein.

Holz ist uns deshalb so angenehm, weil es uns ein gewisses Nähegefühl zur Natur bringt, es ist einfach und natürlich.

Vor allem Zirbenholz reduziert erwiesenermaßen unsere Herzfrequenz.

Decken und Polster

Im Sommer sind sie für die Augen da. Im Winter multiplizieren gemütliche Kuscheldecken aus Wolle oder Fleece und kuschelige Polster den Gemütlichkeitsfaktor in unserer Burg.

Vintage

Vintage-Elemente bringen ein ganz eigenes Flair in jede Wohnung. Sie bringen eine Geschichte mit und sind schon dadurch viel interessanter als neue Null-acht-fünfzehn-Stücke.

Geerbt, geschenkt bekommen, auf dem Flohmarkt entdeckt, lange gesucht, vor Ewigkeiten gekauft oder darüber gestolpert. Woher das Teil stammt, ist ganz egal. Es ist etwas, an dem unser Herz hängt, von dem wir uns ungern trennen, ein Symbol. Ein pars pro toto, was soviel heißt wie ein Teil, der fürs Ganze spricht.

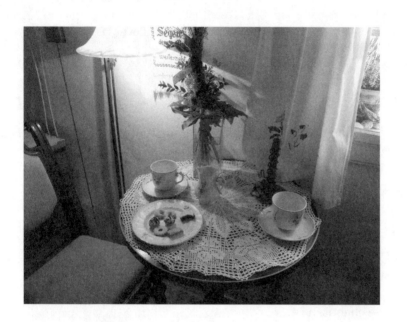

Wir wohnen jetzt so glücklich wie die Dänen und langsam wollen wir wissen, was das mit Slow Slim zu tun hat. Was hilft uns irgendein Vintage-Klimbim beim Abnehmen und sei es noch so ein Prachtstück? Springt unsere Fettverbrennung an, wenn wir vor einem Holzregal sitzen? Schmelzen Fettzellen neben dem Kamin? Schrumpfen unsere Silhouetten im Kerzenschein?

Es ist Zeit für die zweite Aufgabe auf Level 11.

Mission 2: Kilos loswerden, wo auch immer

Die zweite Mission auf Level 11 ist mehr Aufwand als die erste, das sei gleich einmal gesagt. Denn jetzt geht es nicht darum unserem Zuhause bestimmte entspannende und gemütliche Elemente zuzufügen, sondern etwas zu entfernen.

Nun hat auch unser Zuhause abzuspecken. Es geht ans Eingemachte.

Der amerikanische Ordnungs- und Organisationsspezialist Peter Walsh hat einmal geschrieben, er glaube nicht, dass wir Gewicht reduzieren können, wenn es in unserem Zuhause chaotisch ist.

Walsh vergleicht das zunehmende Übergewicht der Bevölkerung und das unkontrollierte Konsumieren von Kalorien mit den zunehmenden Konsumorgien und Kaufräuschen, die dazu führen, dass wir unsere Wohnungen mit immer mehr Gerümpel vollstopfen.

Das Interessante dabei: Wir propagieren hier nicht die Theorien der Seelenentrümpelung. Walshs Idee entspricht vielmehr der Arbeitsweise unseres Gehirns.

Das Gehirn fühlt sich vorwiegend von geordneten, symmetrischen Strukturen angezogen. Zum Beispiel beurteilen wir in erster Linie solche Gesichter als schön, die symmetrisch sind. Das Gehirn funktioniert nach Mustern, Ordnung findet es beruhigend.

Deshalb schlage ich als zweite Aufgabe auf Level 11 vor, dass wir ab heute jeden Tag einen kleinen Teil in unserer Wohnung aufräumen, um damit gleichzeitig auszumisten.

Denken wir zurück an Level 4. Dort haben wir begonnen, uns jeden Tag ein kleines bisschen schöner zu machen. Dasselbe machen wir jetzt mit unserem Zuhause.

Wie in Level 4 ist das Wichtige daran die Konzentration. Wir haben gelernt, an einem Fingernagel herumzufeilen wie ein Bildhauer an seiner Skulptur. Genauso behandeln wir jetzt Dinge in der Wohnung, ob es jetzt eine winzige Lade ist, deren Inhalt wir neu ordnen, oder fünfzig Quadratmeter Parkettboden, den wir reinigen und zum Glänzen bringen. Sauber machen und Unnützes und Überflüssiges entsorgen.

Könnte man ein Haus oder eine Wohnung auf eine Waage stellen, zeigte sich dasselbe wie in unserem Körper: Je weniger drin ist, desto leichter sind sie.

Es gibt kaum jemanden, der nicht irgendwas mit Ausmisten, neu Ordnen, Entrümpeln auf der geistigen To-Do-Liste stehen hat. Die Möglichkeiten sind unendlich und je größer die Aufgabe ist, desto kleiner die Chance, sie zu erledigen.

Deshalb beschränken wir uns auf Winzigkeiten, die aber jeden Tag:

Wir räumen nicht die ganze Kommode auf, eine halbe Schublade genügt, die dafür ordentlich.

Wir putzen ein Fenster.

Wir räumen unter dem Bett auf.

Wir räumen unser Nachttischkästchen auf.

Wir ordnen unsere Fotos am Computer.

Wir sortieren alte E-Mails aus.

Wir erledigen längst fällige Näharbeiten.

Wir tauen die Tiefkühltruhe ab.

Wir ordnen die Kochtöpfe in der Küche.

Wir geben den Topfpflanzen frische Erde.

Wir durchforsten unsere Kontakte am Handy nach digitalen Karteileichen.

Wir misten im Schuhkasten aus.

Wenn wir etwas mehr Zeit haben:
Wir wischen unseren Parkettboden auf und pflegen ihn mit einer guten Politur.

Wir waschen die Vorhänge.

Wir shampoonieren den Teppich.

Wir putzen die Türklinken und die Lichtschalter.

Wir sortieren alte Leibchen aus.

Wenn wir schon alles erledigt haben:

Wir fangen wieder von vorn an.

Klingt wie eine Beschäftigungstherapie. Ist es zum Teil auch. Wer beschäftigt ist, beschäftigt sich weniger mit dem Essen.

Klingt auch wie ein Ablenkungsmanöver. Ist es zum Teil auch. Wer sich ablenkt, denkt nicht ans Essen. Dennoch sind das nur zwei angenehme Nebenerscheinungen.

Essenzieller ist es, dass wir uns bei all unseren Tätigkeiten darauf fokussieren, welche Bedeutung und Bestimmung jeder Raum für uns hat und welche Dinge wir wirklich darin haben wollen und welche nicht.

Nach und nach sollten in unserer Wohnung immer mehr Inseln entstehen, die ordentlich und sauber und ohne Gerümpel sind. Ordnungsinseln, Zeitinseln. Langsam leben wir in einem feinen Inselstaat.

Noch ein Tipp für die Schlampigeren unter uns, die mit der Ordnung gar nicht so viel anfangen wollen. Mir liegt es fern, den Level 11 als eine Art Besserungsprogramm für chaotische Naturen zu tarnen. Mir geht es darum, im Gehirn den Spiegel des Stresshormons Cortisol zu senken und den von Dopamin zu erhöhen. Das gelingt mit Mission 2, ob nun jemand eher penibel oder eher chaotisch ist. Mit jeder kleinen Tätigkeit, die wir schaffen, fühlen wir uns zunehmend wohl.

Dadurch specken wir weiter ab, genauso wie unsere Burg.

MONAT 12
Level 12
My way

Zwei Illusionen, zwei Missionen und ein neues Leben.

Hurra, wir sind auf Level 12.

Es juckt, die Arme in die Höhe zu reißen und in der Siegerpose ein paar Freudentränen aus den Augenwinkeln zu drücken. Es drängt uns, den Dopamin-Serotonin-Cocktail, den sie uns in der Kantine im Oberstübchen gemixt haben, zu schütteln, den Korken knallen zu lassen und in den Pokal zu schütten, den man uns reicht, und das Getränk der Gewinner zu schlürfen. Was für ein Tag!

Wir laufen zum Spiegel, um uns anzuschauen, wie Sieger aussehen.

Obacht jetzt. Genau das ist der Augenblick, in dem man gern über die Illusion stolpert. Zwei Illusionen, um ehrlich zu sein.

Erstens: Wir erwarten, im Spiegel das zu sehen, was wir uns gerade mit dem Dopamin-Serotonin-Cocktail vor unser geistiges Auge gespült haben. In solchen Fällen neigt die Schaltzentrale da oben allerdings etwas zur Übertreibung.

Normalerweise trägt sie dabei zu dick auf. In diesem Moment tut sie aber genau das Gegenteil. Das Ergebnis fällt etwas dünn aus. Wir sehen uns so, wie wir uns das in der momentanen Begeisterung vorgestellt haben. In einer Silhouette wie der von Giselle Bündchen, nur mit längeren Beinen. Die Slow Slim-Männer freuen sich vielleicht auf das Look-alike von Matthew McConaughey, das ihnen gleich aus dem Spiegel entgegenhupfen wird.

Das ist ein heikler Moment. Denn der Spiegel hat keine Ahnung von unserem Siegestaumel und zeigt das, was vor ihm steht. Wir sehen also aus, wie wir aussehen: schlanker, jünger, fitter, lebendiger, fröhlicher, quirliger, ausgeglichener, frischer, nicht im Stress und mit weniger Sorgenfalten. Aber wir sind nicht Giselle Bündchen oder Matthew McSowieso. Gott sei Dank. Wir sind immer noch wir.

Zweitens: Wir sind im Masterlevel, aber unser Slow Slim-Jahr ist noch nicht ganz zu Ende.

Wir sind eben in die Zielgerade eingelaufen. Der Endspurt fehlt noch und wie in einem Rennen schalten wir, die Zielflagge schon vor Augen, noch einen Gang hinauf, und geben noch einmal Vollgas.

In diesem Level haben wir noch einmal drei Missionen zu erfüllen.

Mission 1: Wir ziehen Resümee

Wir lesen uns die vorangegangenen Levels noch einmal durch und machen eine Bestandsaufnahme:

Spielen wir alle Levels schon mit der gleichen Leichtigkeit?

Womit haben wir noch Probleme?

Wo hakt es noch?

Was könnten wir noch besser üben?

Was können wir schon richtig gut?

Was geht wie automatisch?

Wo sind die neuen Gewohnheiten noch nicht bis ins Letzte in den Basalganglien gespeichert?

Worüber schummeln wir uns gern hinweg?

Egal welche Antworten wir auf die Fragen dieser Checkliste finden, es ist kein Grund, den Rest vom Dopamin-Serotonin-Cocktail aus der Kantine im Oberstübchen wegzuschütten, weil wir das Gefühl haben, ihn nicht zu verdienen. Verdienen ist überhaupt nicht das Thema. Nachbessern heißt die Aufgabe. Wir haben jetzt noch einen Monat Zeit, um alles noch einmal richtig gut zu trainieren.

Diese Tage auf Level 12 sind aber auch dazu da, vorsichtige Überlegungen anzustellen, wie es nach dem Slow Slim-Spiel für uns weitergehen soll:

Sind wir zufrieden mit unserem Ergebnis?

Wie sieht unser ganz persönlicher Weg von nun an aus?

Wollen wir uns noch weiter verändern?

Wenn ja, was konkret wollen wir noch verbessern?

Mission 2: Wir wählen die Trophäe

Wir klettern noch einmal auf das Siegespodest, von dem wir gerade so abrupt heruntergehechtet sind. Aber diesmal reißen wir nicht die Arme in die Höhe und lassen keine Korken knallen. Diesmal genießen wir die Feierlichkeit dieses Levels und wir belohnen uns.

Wir blicken zurück auf die elf Level, die wir nach und nach durchgespielt und eines nach dem anderen gemeistert haben. Wir freuen uns über unsere Verbesserungen. Wir sind stolz auf das, was wir erreicht haben. Ohne Einschränkungen, ohne Wenn und erst recht ohne Aber.

Dann überlegen wir uns, jeder für sich, wie wir unseren Körper am besten belohnen können, für das, was wir zustande gebracht haben.

»Voriges Jahr habe ich zum Geburtstag einen Gutschein für eine indische Kopf-Nacken-Massage von meinem Bruder bekommen«, erzählte mir meine Kollegin Ulli letztens im Nachtdienst. »Ich hätte mir so etwas wahrscheinlich nie gekauft, ich habe ja nicht einmal gewusst, dass es das überhaupt gibt.«

Um das exotische Erlebnis so richtig zu genießen, hat sich Ulli den Nachmittag, an dem sie den Termin hatte, komplett freigehalten.

»Es war ein Ritual, unglaublich, ich bin mir vorgekommen wie im Orient. Vor der eigentlichen Massage habe ich Tee bekommen und dann ein Fußbad in Salzwasser. Die eigentliche Massage war dann so unglaublich gut, ich fühlte mich, als wäre ich in einer anderen Welt. Ich bin da in diesem indischen Spa gelegen, ganz entfernt habe ich den Regen draußen herunterprasseln gehört und die Öle gerochen. Ich habe mich gefühlt wie eine orientalische Prinzessin.«

Danach ist Ulli noch länger im Ruheraum gelegen, hat Tee getrunken und erst irgendwann in der Dämmerung den Spa verlassen. »Daheim habe ich mich ins Bett gelegt und bis am nächsten Tag durchgeschlafen. Ich war einfach nur tiefentspannt.«

Wie wir unseren Körper am liebsten verwöhnen, ist sehr individuell. Andere gehen gerne zum Friseur oder kaufen sich etwas zum Anziehen, Jeans, schöne Unterwäsche oder ein schickes Accessoire. Vielleicht erinnern wir uns an Level 4, wo wir mit dem Verschönern begonnen haben. Möglicherweise ist da eine ganz neue Leidenschaft ans Tageslicht gekommen. Etwas, womit wir unseren Körper bis dahin noch nie verwöhnt haben und das sich jetzt zur Feier des Jahres zu einem Geschenk an uns selbst aufbauschen ließe.

Auf jeden Fall machen wir uns richtig schön, schmücken unseren Körper und feiern uns so, wie wir jetzt aussehen.

Beim Schreiben von Level 12 musste ich an eine Abschlussveranstaltung der European Society of Neurosurgery, der Europäischen Gesellschaft für Neurochirurgie, denken.

Ich war damals im letzten Teil der vier Jahre dauernden Ausbildung, im Abschlusskurs. Üblicherweise gestalten die Absolventenjahrgänge einen Teil des Abendprogramms beim Galadiner. Wir taten es genauso und hatten uns dafür etwas sehr Passendes überlegt.

Auch Neurochirurgen gehen während Operationen immer ihren individuellen Weg, jeder einen anderen – die OP-Schwestern könnten ein Lied davon singen, dass jeder Neurochirurg für den gleichen Eingriff etwas andere Instrumente braucht. Deshalb haben wir als Abschlusslied My way von Frank Sinatra gewählt und es gemeinsam laut vor ein paar Hundert Kursteilnehmern inklusive aller Professoren vorgesungen.

My way.

Ich finde das auch sehr passend für den Abschlusslevel in unserem Slow Slim-Spiel. Es ist die Hymne für alle, die ihren Weg gegangen sind. Genau das hat jeder von uns in den vergangenen zwölf Monaten getan, und wird es erst recht über unsere gemeinsamen zwölf Level hinaus tun.

Unsere letzte Mission:
Unserem Weg die persönliche Note geben

Wir laden uns auf youtube My way von Frank Sinatra, lehnen uns zurück, hören es uns in Ruhe an und genießen den Augenblick. Wer mag, kann auch laut mitsingen:

And now the end is near
And so I face the final curtain
My friend, I'll say it clear
I'll state my case
Of which I'm certain
I've lived a life that's full
I've travelled each
and every highway
And more much more than this
I did it my way

Regrets, I've had a few
But then again,
too few to mention
I did what I had to do
I saw it through
Without exemption
I planned each charted course
Each careful Step
Along the highway,
and more,
much more than this
I did it my way
Yes, there were times,
when I bit off
more than I could chew
and through it all,
when there was doubt,
I ate it up and spit it out
I faced it all
And I stood tall
And did it my way
I've loved,
I've laughed and cried
I had my fill,
my share of losing.
And now as tears subside
I find it all
so amusing
To think
I did all that

And may I say,
not in a shy way,
oh no, oh no, not me
I did it my way.
For what is a man,
what has he got?
If not himself,
then he has naught.
The right to say
the things he feels
And not the words
Of one who kneels.
The record shows
I took the blows
And did it my way.

Frei interpretiert nach Frank Sinatra gilt nun auch für uns:

Jetzt, da das Ende dieses Jahres naht, haben wir alles getan, was wir tun mussten.

Wir sind in unserem Spiel unseren eigenen Weg gegangen.

Wir alle haben gelacht und geweint, hatten unsere Ängste und Bedenken.

Wir haben den Erfolg von einem Level zum anderen geplant, haben einen Schritt nach dem anderen gesetzt.

Wir hatten Momente, da haben wir buchstäblich mehr abgebissen, als wir schlucken sollten, aber wir haben unsere Zweifel hinuntergewürgt und ausgespuckt.

Wir hatten ein ereignisreiches Jahr und wir haben viel Neues gelernt.

Nun, im Nachhinein, da wir am Ziel und unsere Tränen getrocknet sind, finden wir das alles amüsant und können über uns selbst schmunzeln.

Wir waren mutig auf unserem Weg und können uns nun auf uns selbst verlassen.

Was hätten wir, wenn nicht uns selbst?

Haben wir denn nicht nur diesen einen Körper?

Haben wir ihn uns nicht wieder zurückerobert?

Wir haben das Recht zu sagen, was wir fühlen und müssen nicht mehr auf die Worte derer hören, die glauben, uns irgendetwas vorschreiben zu können.

Wir befolgen keine Befehle mehr, sondern hören auf uns, auf unseren Körper.

Wir haben uns mit allem konfrontiert, mit unseren Schwächen, Problemen, Verführungen, mit unseren inneren und äußeren Schatten.

Aber wir sind aufrecht geblieben und zu uns selbst gestanden. Mehr noch, immer mehr sind wir unseren eigenen Weg gegangen.

Wir werden ihn weiterhin gehen.

Ich wünsche Ihnen alles Gute für Ihren weiteren Weg!

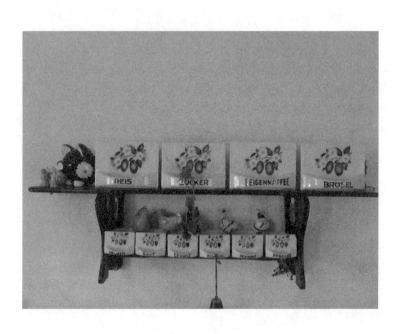

Anhang
Noch mehr Slow Slim-Rezepte

Frühstück

Das Défilé der Eier

Den ersten Teil der Frühstücke haben wir das Défilé der Eier genannt. Wir haben uns das wie eine kulinarische Parade vorgestellt. So was wie die Pariser Frühlingmodenschau, nur kommt hier ein Eiergericht nach dem anderen vorbeigestöckelt. Sie ähneln einander und sind doch jedes für sich einmalig.

Eierspeise mit Paprika

Zutaten (für 1 Person):
- 6 Eiklar und 2 Eigelb
- Salz und Pfeffer
- Olivenöl
- Eine geschnittene Paprika
- Schnittlauch

Wir verwischen in einer kleinen, beschichteten Pfanne einige Tropfen Olivenöl mit einem Blatt Küchenrolle.
   Wir vermischen die Eier in einer Schüssel und salzen.
   Dann braten wir das Gemisch in der Pfanne auf kleiner Flamme gar.
   Wir dekorieren die fertige Eierspeise mit Paprika rundherum, bestreuen sie mit Schnittlauch und pfeffern die Eier.

Spicy eggs

Zutaten (für 1 Person):
- 6 Eiklar und 2 Eigelb
- Salz und Pfeffer
- 3-4 Scheiben Salami
- 1 kleine Zwiebel, fein gehackt
- Ein Chili, fein geschnitten

Wir braten in einer kleinen, beschichteten Pfanne die Salami mit der Zwiebel und dem Chili an.
    Wir vermischen die Eier in einer Schüssel und salzen.
    Dann geben wir das Eigemisch zu den anderen Zutaten in die Pfanne und braten das Gemisch in der Pfanne auf kleiner Flamme gar.
    Am Schluss pfeffern wir die Spicy eggs noch.
    Wem der Chili zu hot ist, kann diesen auch weglassen, würzig ist es trotzdem.

Mandel-Beeren-Potpourri

Zutaten:
- 4 Eiklar und 1 Eigelb
- 70 g Haferflocken
- 150 ml Mandelmilch
- 100 g tiefgekühlte Beeren
- Salz und Pfeffer
- Olivenöl
- Frische Minze, falls vorhanden

Wir verwischen in einer kleinen, beschichteten Pfanne einige Tropfen Olivenöl mit einem Blatt Küchenrolle.
 Wir vermischen die Eier in einer Schüssel und salzen leicht. Dazu geben wir die Haferflocken und die roten Beeren. Ein paar Beeren heben wir zum Dekorieren auf.
 Dann braten wir das Gemisch in der Pfanne auf kleiner Flamme gar.
 Zuerst braten wir eine Seite gar, dann teilen wir das Omelett in mehrere Stücke, wenden sie und braten sie, bis auch die andere Seite durch ist. Es sollte ein buntes Potpourri entstehen.
 Das Potpourri geben wir dann von der Pfanne auf einen Teller. Mit der Minze und ein paar Beeren dekorieren.

Kokos-Bananen-Potpourri

Zutaten (für 1 Person):
- 6 Eiklar und 2 Eigelb
- 10 g Kokosraspeln
- 60 g Haferflocken
- 1 Banane
- Olivenöl

1. Wir verwischen in einer kleinen, beschichteten Pfanne einige Tropfen Olivenöl mit einem Blatt Küchenrolle.
2. Wir vermischen die Eier in einer Schüssel und salzen leicht. Dazu geben wir die Haferflocken, die Kokosraspeln und die kleingeschnittene Banane.
3. Dann braten wir das Gemisch in der Pfanne auf kleiner Flamme gar.

Zuerst braten wir eine Seite gar, dann teilen wir das Omelett in mehrere Stücke, wenden sie und braten sie, bis auch die andere Seite durch ist. Es sollte ein buntes Potpourri entstehen.

Das Potpourri geben wir dann von der Pfanne auf einen Teller.

Beeren-Potpourri

Zutaten (für 1 Person):
- 5 Eiklar und 2 Eigelb
- 60 g Haferflocken
- 100 g Beerenmischung, tiefgefroren
- Olivenöl

1. Wir verwischen in einer kleinen, beschichteten Pfanne einige Tropfen Olivenöl mit einem Blatt Küchenrolle.
2. Wir vermischen die Eier in einer Schüssel und salzen leicht. Dazu geben wir die Haferflocken und die Beerenmischung.
3. Dann braten wir das Gemisch in der Pfanne auf kleiner Flamme gar.

Zuerst braten wir eine Seite gar, dann teilen wir das Omelett in mehrere Stücke, wenden sie und braten sie, bis auch die andere Seite durch ist. Es sollte ein buntes Potpourri entstehen.

Das Potpourri geben wir dann von der Pfanne auf einen Teller.

Beeren-Potpourri mit tropischem Salat

Zutaten (für 1 Person):
- 4 Eiklar und 2 Eigelb
- 40 g Haferflocken
- 100 g Beerenmischung, tiefgefroren
- Olivenöl
- 100 g frische Ananas oder 1 Kiwi oder 1 Grapefruit

1. Wir verwischen in einer kleinen, beschichteten Pfanne einige Tropfen Olivenöl mit einem Blatt Küchenrolle.
2. Wir vermischen die Eier in einer Schüssel und salzen leicht. Dazu geben wir die Haferflocken und die Beerenmischung.
3. Dann braten wir das Gemisch in der Pfanne auf kleiner Flamme gar.
   Zuerst braten wir eine Seite gar, dann teilen wir das Omelett in mehrere Stücke, wenden sie und braten sie, bis auch die andere Seite durch ist. Es sollte ein buntes Potpourri entstehen.
   Das Potpourri geben wir dann von der Pfanne auf einen Teller.
4. Das frische Obst schneiden wir klein und servieren es extra in einem kleinen Schüsselchen.

Italienische Eierspeise

Zutaten (für 1 Person):
- 6 Eiklar und 2 Eigelb
- Salz und Pfeffer
- Olivenöl
- Eine Handvoll Cocktailtomaten
- Basilikumblätter

Wir verwischen in einer kleinen, beschichteten Pfanne einige Tropfen Olivenöl mit einem Blatt Küchenrolle.
    Wir vermischen die Eier in einer Schüssel und salzen etwas.
    Dann braten wir das Gemisch in der Pfanne auf kleiner Flamme gar und verrühren die Eier immer wieder.
    Inzwischen halbieren wir die Cocktailtomaten und salzen sie.
    Kurz bevor die Eier durch sind, werfen wir die Cocktailtomaten an den Rand der Eierspeise und braten sie noch etwas mit.
    Wir dekorieren die fertige Eierspeise mit frischen Basilikumblättern.

Eierspeise mit Mandeln

Zutaten (für 1 Person):
- 6 Eiklar und 2 Eigelb
- Salz und Pfeffer
- Olivenöl
- 10 g Mandeln
- 1 Stück Vollkornbrot

Wir verwischen in einer kleinen, beschichteten Pfanne einige Tropfen Olivenöl mit einem Blatt Küchenrolle.

Wir vermischen die Eier mit den Mandeln in einer Schüssel und salzen etwas.

Dann braten wir das Gemisch in der Pfanne auf kleiner Flamme gar und verrühren die Eier immer wieder.

Die fertige Eierspeise pfeffern wir noch und essen ein Stück Vollkornbrot dazu.

Bananen-Kokos-Erdbeer-Porridge

Zutaten (für 1 Person):
- 6 EL Haferflocken
- 1 dünn geschnittene Banane
- 10 g Kokosflocken
- 150 ml Magermilch
- Eine Handvoll Erdbeeren, geschnitten
- 2 EL Griechisches Joghurt 0 % Fett

1. Besonders appetitlich wird der Porridge, wenn wir ihn in einem schönen Glas anrichten.
Wir geben zuerst die Haferflocken, die Kokosraspel und die geschnittene Banane auf den Boden des Glases und gießen mit Magermilch auf.
2. Wir verrühren das Ganze vorsichtig und geben 2 EL griechisches Joghurt mit 0 % Fett oben hinauf.
3. Ganz oben kommen nun die geschnittenen Erdbeeren.
4. Wir schließen das Glas und stellen es über Nacht in den Kühlschrank. Am nächsten Morgen verrühren wir das Ganze.

Bananen-Mandel-Zimt-Porridge

Zutaten (für 1 Person):
- 6 EL Haferflocken
- 1 dünn geschnittene Banane
- 10 Mandeln
- 150 ml Magermilch
- 2 EL Griechisches Joghurt 0 % Fett
- Etwas Zimt

1. Besonders gut sieht jeder Porridge aus, wenn wir ihn in einem schönen Glas anrichten.
   Wir geben zuerst die Haferflocken, die Mandeln und die geschnittene Banane auf den Boden des Glases und gießen mit Magermilch auf.
2. Wir verrühren das Ganze vorsichtig und geben 2 EL griechisches Joghurt mit 0 % Fett oben hinauf.
3. Ganz oben kommt nun ein Hauch Zimt.
4. Wir schließen das Glas und stellen es über Nacht in den Kühlschrank. Am nächsten Morgen verrühren wir das Ganze. Im Winter kann, wer mag, auch den Porridge noch erwärmen. Das ist in den kalten Tagen bekömmlicher für uns.

Waldbeeren-Honig-Porridge

Zutaten (für 1 Person):
- 6 EL Haferflocken
- 100 g Beeren (frisch oder Tiefkühl-Mischung)
- 150 ml Magermilch

- 4 EL Griechisches Joghurt 0 % Fett
- 1 EL Waldhonig

1. Besonders gut sieht jeder Porridge aus, wenn wir ihn in einem schönen Glas anrichten.
Wir geben zuerst die Haferflocken auf den Boden des Glases und gießen mit Magermilch auf.
2. Wir verrühren das Ganze vorsichtig und geben 2 EL griechisches Joghurt mit 0 % Fett oben hinauf.
3. Nun kommt die Hälfte der Beeren hinauf.
4. Anschließend nochmals 2 EL griechisches Joghurt und dann die zweite Portion Beeren.
5. Am Ende verteilen wir ganz oben 1 EL Waldhonig.
6. Wir schließen das Glas und stellen es über Nacht in den Kühlschrank. Am nächsten Morgen verrühren wir das Ganze. Im Winter kann, wer mag, auch den Porridge noch erwärmen. Das ist in den kalten Tagen bekömmlicher für uns.

Schwarzbrot mit Ziegenkäse und Tomaten

Zutaten (für 1 Person)
- 1 Scheibe Sauerteig-Schwarzbrot
- Ziegenkäse
- 3-4 fein geschnittene Cocktailtomaten
- Salz und Pfeffer

Wir legen den Ziegenkäse in Scheiben auf das Schwarzbrot und garnieren mit den Cocktailtomaten. Abschließend etwas salzen und pfeffern.

Schwarzbrot mit Bergkäse und getrockneten Tomaten

Zutaten (für 1 Person):
- 1 Scheibe Sauerteig-Schwarzbrot
- Bergkäse in dünnen Scheiben
- 1 getrocknete Tomate, in Öl eingelegt, in ganz dünne Scheiben geschnitten
- Salz und Pfeffer

Wir legen zunächst den Käse in Scheiben auf das Schwarzbrot und garnieren mit der getrockneten, fein geschnittenen Tomate. Abschließend etwas salzen und pfeffern.

Obstsalat Joghurtcreme und Eier á la Saint Raphael

Dieses Frühstück war Marions Lieblingsfrühstück in der Zeit, als sie noch am Golfe de Saint-Tropez gelebt hat. Der Obstsalat ist herrlich erfrischend im Sommer. Das Joghurt und die Eier geben die nötige Energie für lange Planschereien im Meer.

Zutaten (für 1 Person):
- 1 Orange, 1 Kiwi, 1 Banane
- 100 g Magertopfen
- 100 g Magerjoghurt
- 2 weiche Eier

1. Wir schneiden das Obst klein und vermischen es in einer schönen Schüssel.

2. Wir geben 100 g Magertopfen und 100 g Magerjoghurt in eine andere Schüssel und verrühren es so lange mit einem Löffel, bis eine dicke Creme entsteht. Diese geben wir über den Obstsalat.
3. Wir kochen 2 weiche Eier.

Kleinere Mahlzeiten

Capri-Salat

Zutaten (für 1 Person):
- Tomaten oder 400 g Cocktailtomaten
- 1 Kugel Light-Mozzarella
- Salz und Pfeffer
- Frischer Basilikum
- Essig
- 1 TL Olivenöl (bei Bedarf)

Wir schneiden die Tomaten und salzen sie. Wir lassen sie 10 Minuten stehen.

Inzwischen zupfen wir Basilikumblätter von den Stängeln und schneiden den Mozzarella in Scheiben.

Auf einem großen, flachen Teller drapieren wir zuerst die Tomaten, dann den Mozzarella und die Basilikumblätter.

In den Saft, der aus den Tomaten ausgetreten ist, geben wir etwas Essig und schmecken ab. Wir kippen diese Mischung über den Salat. Wenn wir möchten, können wir noch 1 TL Olivenöl über den Salat verteilen.

Olivensuppe St. Jean-de-Luz

Zutaten:
- 150 g große getrocknete Bohnen, über Nacht eingeweicht
- 170 g klein geschnittene Kartoffeln
- 150 g Lauch
- 120 g entkernte schwarze Oliven
- 2 Knoblauchzehen
- Salz und Pfeffer
- 1 TL Olivenöl
- Frisch geriebener Parmesan

Wir erhitzen 1 TL Olivenöl und braten den gehackten Knoblauch leicht an. Dann geben wir die Oliven dazu und braten sie ebenfalls an.

Wir geben die restlichen Zutaten in den Topf, gießen mit Wasser auf, bis das ganze Gemüse bedeckt ist und lassen alles 1,5 Stunden kochen.

Pro Mahlzeit essen wir einen Teller Suppe, die wir noch mit Parmesan bestreuen.

Zucchini-Omelett

Zutaten (für 1 Person):
- 1 Zucchini
- 2 Knoblauchzehen
- 5 Eiklar und 1 Eigelb
- 100 g geriebener Gruyére Käse
- Olivenöl und Pfeffer

Wir braten in ein paar Tropfen Olivenöl 2 geschnittene Knoblauchzehen und eine in Scheiben geschnittene Zucchini an.

Wir verrühren die Eier in einer Schüssel, mischen den frisch geriebenen Käse unter und leeren das Gemisch zu den Zucchini.

Wir braten das Omelett von beiden Seiten an, die erste Seite etwas länger als die Zweite.

Mediterraner Salat mit Oliven und Sardinen

Zutaten (für 1 Person):
- 2 Tomaten
- 1 Paprika
- 5 reife, schwarze Oliven aus dem Glas
- Sardinen aus der Dose
- Basilikumblätter
- Saft von ½ gepressten Zitrone
- Salz und Pfeffer

Wir schneiden die Paprika in Scheiben, die Tomaten in Streifen und hacken den Knoblauch klein.

In einer beschichteten Pfanne braten wir den Knoblauch und die Paprika an.

Wir geben die geschnittenen Tomaten in eine Schüssel, darüber das gebratene Gemüse, die Oliven und Sardinen.

Je nach Appetit geben wir eine halbe bis ganze Dose Sardinen auf den Salat, garnieren mit Basilikum, salzen, pfeffern und geben noch Zitronensaft über das Ganze.

Tomatensalat mit Thunfisch

Zutaten (für 1 Person):
- 1 Dose Thunfisch naturell, ohne Öl
- 500 g Cocktailtomaten
- 1 Zweig frischer Rosmarin, fein gehackt
- Basilikumblätter
- Salz und Pfeffer
- 1 TL Olivenöl
- Essig

1. Wir halbieren die Cocktailtomaten, geben sie in eine schöne Schüssel und salzen sie. Den gehackten Rosmarin mischen wir unter die Tomaten.
2. Wir geben zuerst den Thunfisch auf die Tomaten und garnieren mit ein paar Basilikumblättern.
Wir pfeffern, geben zuerst etwas Essig über das Ganze und anschließend tropfenweise das Olivenöl.

Größere Mahlzeiten

Huhn/Fisch plus Gemüse oder die Gleichung mit zwei Unbekannten

Zutaten (für 1 Person):
- 120 g Hühnerbrust/Pute/Fisch
- 300 g Brokkoli
- 150 g Karotten
- darüber Zitronensaft, Apfelessig und 1 TL Olivenöl

1. Die Zutaten beziehen sich auf eine Portion. Ich mache aber von dem Gemüse meistens mehr und esse es dann in den nächsten Tagen noch einmal oder esse es in einem Salat.
2. Wir benetzen eine Pfanne mit etwas Olivenöl, salzen und pfeffern die Hühnerbrust und braten sie auf beiden Seiten schön braun an.
3. Das Gemüse kochen wir entweder in einem Dampfkochtopf, je nach Zeitangabe des jeweiligen Gerätes oder in einem Topf mit etwas Salzwasser, bis es weich ist.
4. Am Ende richten wir alles auf einem Teller an und geben ein bisschen Zitronensaft, Apfelessig und am Ende 1 TL Olivenöl über das Gericht.

Die Varianten für dieses einfache Rezept sind unendlich. Wir können statt Huhn Pute nehmen oder überhaupt statt Geflügel Fisch.

Auch das Gemüse lässt sich in alle Richtungen austauschen, anstatt Brokkoli und Karotten können wir auch grüne Bohnen, Spargel, Sellerie oder Lauch nehmen.

Wir können auch in einer beschichteten Pfanne Tomaten, Paprika oder Zucchini einfach anbraten.

Meine Idee ist, dass wir uns an Einfaches und Regionales halten und so dann unser Rezept zusammenstellen.

Was wir nämlich absolut nicht tun sollten, ist mehrere Geschäfte abklappern, auf der Suche nach irgendeiner Zutat, die einfach nicht zu finden ist, weil sie aktuell nicht Saison hat. Deshalb nannten wir dieses Gericht auch die Gleichung mit zwei Unbekannten. Denn es ist unbekannt, woraus es sich zusammensetzen wird, solange, bis wir im Geschäft stehen und uns entscheiden können.

Steak Haché

Zutaten (für 1 Person):
- 150 g Rindfaschiertes
- Dijon-Senf
- Salz und Pfeffer
- Olivenöl
- Gemischter Salat mit Tomaten und grünem Salat

1. Aus dem Rinderfaschierten formen wir kleine Laibchen mit maximal 5 cm Durchmesser und 1–1,5 cm Höhe. Wir quetschen das Faschierte so fest wie möglich zusammen, damit es beim Braten nicht zerbröselt.
2. Wir geben die Steaks hachés in eine erhitzte, beschichtete Pfanne mit ein paar Tropfen Olivenöl, salzen und pfeffern sie und braten beide Seiten an. Innen sollten sie noch roh sein oder zumindest ordentlich rosa.
3. Während das Fleisch brutzelt, bereiten wir den Salat zu.
4. Zu den Steaks hachés reichen wir noch Dijon-Senf.

Gerösteter Kürbis mit Ziegenkäse

Zutaten (für 1 Person):
- Kürbisscheiben 4x1 cm groß
- einige Tropfen Olivenöl
- Salz und Pfeffer
- Salbeiblätter
- 3-4 Scheiben Ziegenkäse von einer Ziegenkäse-Rolle, 7 mm dick

Wir belegen ein Backblech mit Backpapier und geben darauf den Kürbis. Dann beträufeln wir den Kürbis mit Öl und belegen ihn mit Salbeiblättern.

Das Ganze backen wir 30-40 min im Rohr, 5 Minuten vor Ende der Backzeit legen wir noch den Ziegenkäse auf den Kürbis, damit dieser leicht zu schmelzen beginnen kann. Achtung, der Käse soll warm und etwas geschmolzen sein, aber nicht komplett zerronnen.

Provence Hühnerbrust und Spargel mit Parmesan

Zutaten (für 1 Person):
- 120 g Hühnerbrust
- Etwas Olivenöl
- Salz, Pfeffer, Kräuter der Provence
- 4-5 Stangen grüner Spargel
- Frisch geriebener Parmesan oder Bergkäse

Wir vermischen 1 TL Olivenöl mit Salz, Pfeffer und Kräutern der Provence und reiben die Hühnerbrust damit ein.

Den Rest geben wir in eine Pfanne und braten die Hühnerbrust auf beiden Seiten schön braun.

Wir waschen den Spargel, schneiden die Enden ab und kochen ihn in Salzwasser bissfest (circa 10 Minuten). Danach lassen wir ihn abtropfen.

Wir positionieren die Hühnerbrust am Teller gemeinsam mit dem Spargel, pfeffern alles und streuen den Käse über den Spargel.

Pot-au-feu meets Tafelspitz

Dieses Rezept ist das Ergebnis einiger Koch-Sessions und Diskussionen. Denn Marion und ich wollten ursprünglich eigentlich das originale Pot-au-feu Rezept in das Buch einfügen.

Es war uns dann aber, trotz aller Zeitinseln, die wir schafften, zu aufwändig, ein Gericht zu kochen mit einer Zubereitungszeit von acht Stunden, das man dann über Nacht stehen lassen muss und am nächsten Tag erst weiterkochen kann.

Das wäre quasi keine kleine Südsee-Zeitinsel, sondern eher eine Zeitinsel mit dem Ausmaß von Großbritannien.

Auch die Sache mit den Markknochen war schwierig. Traditionell isst man Pot-au-feu in vier Gängen und als ersten Gang das Knochenmark aus dem Markknochen auf getoastetem Weißbrot. Das war auch nicht jedermanns Sache und von Seiten unserer Kinder gab es mehrfach Proteste diesbezüglich.

Deshalb hier ein austro-französisches Fusionsrezept: Pot-au-feu meets Tafelspitz.

Zutaten (für 4 Personen):
- 1,5 kg Rindfleisch, davon ungefähr die Hälfte Tafelspitz, die zweite Hälfte etwas fetteres Rindfleisch (am besten von einem Fleischer beraten lassen)
- 2 Handvoll Rindsknochen inklusive ein paar Markknochen
- 2 Stangen Lauch
- 1 kg Karotten
- 1 Knollensellerie
- Cornichons
- Dijon-Senf
- Salz und Pfeffer

Wir geben das Fleisch gemeinsam mit den Knochen in einen großen Suppentopf, gießen mit Wasser, bis alles vollständig bedeckt ist. Wir geben ungefähr 1 TL Salz pro Liter Wasser dazu, pfeffern ordentlich und lassen das Ganze aufkochen.

Sobald das Wasser kocht, reduzieren wir die Hitze, sodass das Fleisch nur minimal kocht. Den Schaum, der während dem Kochen entsteht, entfernen wir mit einem Löffel. Wir lassen das ganze mindestens eine Stunde kochen.

Inzwischen bereiten wir das Gemüse vor. Wir schälen die Karotten und schneiden sie in Scheiben, wir schälen die Sellerieknolle und schneiden sie in circa 1x1 Zentimeter große Würfel.

Den Lauch waschen wir, schneiden beide Enden ab und schneiden ihn in zehn Zentimeter lange Stücke.

Wenn das Fleisch eine gute Stunde kocht, geben wir zuerst die Karotten und den Sellerie dazu und nach 20 Minuten den Lauch. Das Gemüse soll ebenfalls noch eine Stunde köcheln.

Während das Rindfleisch mit dem Gemüse kocht, decken wir den Tisch auf. Wir essen zuerst die klare Rindsuppe als Vorspeise und dann als Hauptspeise das aufgeschnittene Rindfleisch, das wir mit dem Gemüse servieren, das wir aus der Suppe fischen.

Dazu servieren wir Cornichons und Dijon-Senf.

Oft bleibt etwas Rindsuppe mit Gemüse über. Daraus können wir mit dem Stabmixer auch eine wirklich gute pürierte Gemüsesuppe machen.

Pasta mit Gemüse und Käse oder die Gleichung mit drei Unbekannten

Auch dieses Rezept bietet hunderte Varianten, die jeder für sich wählen sollte, je nachdem, was gerade verfügbar ist.

Die Grundregel lautet: 120 g Pasta pro Person. Wir nehmen auf jeden Fall nur Pasta mit mindestens 13 Prozent Eiweißanteil. Inzwischen habe ich sogar in österreichischen, guten Supermärkten schon Nudeln mit 14 oder 14,5 Prozent Eiweiß gesehen, was wirklich für eine gute Qualität der Pasta spricht.

Als Gemüse eignen sich natürlich am besten Tomaten, die wir klein schneiden und mit etwas Olivenöl in ihrem eigenen Saft anbraten. Wir können alles Mögliche an Gemüse noch dazugeben, Zucchini, Zwiebel, Lauch, Auberginen, je nach Geschmack.

Als Käse eignen sich die Klassiker wie geriebener Parmesan oder andere Hartkäse, wie Bergkäse. Wir können aber auch Mozzarella auf unsere Pasta geben oder mit Ziegenkäse oder Schafskäse experimentieren.

Mir gefällt die Idee am besten, dass wir ein gewisses Rezept-Grundgerüst im Kopf haben und das Ergebnis dann für jeden individuell ist. Nur solche Rezepte sind für uns im Alltag auch wirklich jeden Tag durchführbar, und nicht nur an speziellen Tagen.

Puy-Linsen-Salat in drei Varianten

Grundrezept:
Zutaten (für 3-4 Personen):
- 250 g Puy-Linsen oder Beluga-Linsen
- Salz und Pfeffer
- Essig und Olivenöl
- Kräuter der Provence (getrocknet)

Wir geben die Linsen mit so viel Wasser in einen Topf, dass sie gerade bedeckt sind und kochen sie kurz auf.

Sobald sie kochen, gießen wir die Linsen in ein Sieb ab und spülen sie gut.

Wir säubern den Topf, geben die Linsen zurück hinein und kochen sie mit frischem Wasser, je nach Packungsanleitung 30-40 Minuten. Zuvor salzen und pfeffern wir noch und geben 1 TL Kräuter der Provence dazu.

Inzwischen bereiten wir die Vinaigrette zu. Dafür nehmen wir mit etwas Wasser verdünnten Apfelessig und Olivenöl zu gleichen Teilen, dazu 1-2 TL Dijon-Senf, Salz, Pfeffer und vermischen alles gut.

Sobald die Linsen fertig sind, gießen wir das Wasser ab und machen die noch heißen Linsen mit der Vinaigrette ab.

Variante 1:
Wir essen die Linsen warm als Beilage zu einem gedünsteten Lachsfilet.

Variante 2:
Wir geben 3-4 Scheiben Ziegenkäse von einer Ziegenkäserolle auf die Linsen und lassen den Käse im Backrohr ein paar Minuten leicht schmelzen.

Variante 3:
Wir essen die Linsen kalt als Salat entweder mit hart gekochten Eiern und Tomaten oder als kleine Protein-Zugabe zu jedem anderen Salat.

Buchweizen-Crêpes

Zutaten (für 10 Crêpes):
- 250 g Buchweizenmehl
- 1 Ei
- Salz und Pfeffer
- 2 TL Weizenmehl
- 2 TL Sonnenblumenöl
- Etwas Butter zum Herausbraten
- Füllung: Schinken oder Schinken und geriebener Käse oder Ziegenkäse

Beschichtete Crêpe-Pfanne mit maximal 25 cm Durchmesser

Wir verrühren das Buchweizenmehl mit dem Eigelb und 600 ml Wasser in einer großen Schüssel.
    In einer weiteren Schüssel verquirlen wir das Eiweiß mit Salz und Pfeffer. Wir rühren das Weizenmehl und das Sonnenblumenöl nach und nach vorsichtig unter.

Wir ziehen die Eiweißmasse unter den Buchweizenteig. Wenn wir das Gefühl haben, das Ganze ist zu fest, geben wir noch ein bisschen Wasser dazu. Der Crêpeteig sollte flüssig sein. Wir decken die Schüssel mit einem Küchentuch ab und lassen den Teig mindestens eine Stunde im Kühlschrank ruhen.

Falls der Teig inzwischen zu fest geworden ist, geben wir noch etwas Wasser dazu. Er sollte sich auf jeden Fall gut gießen lassen. Wir geben ein bisschen Butter in die Pfanne und gießen dann, sobald sie geschmolzen ist, mit einem Schöpflöffel Crêpeteig in die Pfanne. Wir schwenken die Pfanne, sodass sich der Teig gut verteilt.

Wir braten die Crêpe von jeder Seite 3-4 Minuten. Zum Umdrehen eignet sich ein Holzspatel ganz gut.

Knapp bevor die Crêpe fertig ist, bestreuen wir sie mit der Füllung, dem geriebenen Käse, dem Schinken oder dem Ziegenkäse. Sobald die Füllung sich erwärmt hat, beziehungsweise der Käse zu schmelzen begonnen hat, falten wir die Crêpe und geben es auf einen Teller.

Wir können die Crêpe auch gut im Vorhinein zubereiten und vor dem Servieren mit etwas Butter einfach erhitzen.